健康常識パラダイムシフトシリーズ５

新・免疫革命

免疫の本態は《お掃除》にあり

崎谷博征 著

健康常識パラダイムシフトシリーズ５

鉱脈社

はじめに

私が学生時代に脳神経外科に行くことに決めたのは、当時は膠原病《こうげんびょう》と呼ばれていた内科疾患が、原因不明で治療は管理しているだけ（つまり治せない）ということがわかったことがひとつのきっかけになっています。病気は医療で治るものとばかり思っていた学生時代の私の幻想を、難病といわれる膠原病が見事に粉砕してくれました。

その後、医師となり七年後に脳神経外科専門医の資格を取得してからは、原因不明の難病のことが気になって仕方ありませんでした。やはり頭の片隅に「治らない原因不明の病気」という存在がこびりついていたのでしょう。遠回りしたものの、難病について勉強し直す決心を固めたのが医師になって八年経過した頃です。

まずは膠原病に関する当時の専門書を買いあさって読みました。しかし、どれも教科書に書いてあるような内容を陳列しているだけで何も得るものがありませんでした。これはひょっとして日本の医学が遅れているのかもしれないと思い始め、米国の基礎医学の本を読みました。

たしかに米国の基礎医学の教科書はいわゆる免疫の分子的メカニズムの詳細は書いてありましたが、日本の医学教育のレベルの低さを感じただけで、肝腎の難病の根本原因は分からず仕舞いでした。それから数年後に米国医師試験の基礎医学部門（USMLE

STEP 1）を受験し合格したものの、難病についての疑問はまったく解かれないままでした。

その後も膠原病をはじめとした難病について、医学のみならず他の分野の論文も読みあさり試行錯誤を続けていました。この間にもたくさんの膠原病や原因不明の難病の方の相談にのり、そのときのベストのアドバイスをさせていただきフォローしていました。しかし、明らかに改善したという症例はあったものの、改善させることさえも難しい症例もたくさん経験しました。慢性炎症が起こっていることは難病に共通しているのですが、その根本原因の詳細がつかめなかったが故に効果的な治療法を提供できなかったのです。

そして、ここ数年やっとたどり着いた結論が、「形態形成維持（morphostasis　モーホステイシス）」という生命システムから生命現象を眺め直すことでした。

私たちヒトという生命体は受精卵という単一細胞から六〇兆個ともいわれる多細胞生物へと変態していきます。その過程で生命体を成り立たせる営みが「形態形成維持」です。

現代医学では近年益々複雑化している免疫システムなるものは、本編で詳述しますが、この「形態形成維持（morphostasis）」のほんの一部分を切り取っただけに過ぎません。そして、難病の原因といわれる炎症や〝免疫の暴走〟といわれる現象は、「形態形成維持」の失敗で起こる病的過程です。したがって、まずは、「形態形成維持」という生命の基本設計を根本から理解することが最重要になります。

本書では、私が二十年以上の歳月をかけて悩み苦しんだ末の成果をお伝えしています。特に第4章の「免疫の新しいパラダイム」にその成果を集約させています。初心者の方にとって第2～3章は専門的内容になっていますので、先に第1章のあと第4章をお読みいただいてから、第2～3章を、そして最終章となる第5章をお読みいただくと、より理解しやすいと思います。それでも読みづらいという方には、イラストとその説明だけをお読みいただいても内容が理解できるように作りこんでいます。

最先端の基礎医学の研究者や臨床家に対しても役立つように、現時点での最新の研究成果も本編でまとめ上げています。「形態形成」を軸にしてそれらの優れた研究結果を横にすべてつなぎあげました。

今までの常識はいったん脇に置いて、まっさらな頭で本書にトライしてみてください。
この本がみなさんの健康に役立つことは元より、免疫学の本当の新しい教科書になることを期待しております。

二〇一八年五月

目次

新・免疫革命

第3章 免疫学・病理学は「炎症」に集約される

第4章 免疫の新しいパラダイム

第5章 新しいパラダイム（形態形成維持）から見えてくる根本治療

第1章
急増する原因不明の免疫病
（自己免疫・アレルギー疾患・ガン）

1　自己免疫疾患の作られ方

二〇一六年十二月三日にニューヨークタイムズに「ガン治療によって制御不能の免疫システムが臓器を攻撃する」(Immune System, Unleashed by Cancer Therapies, Can Attack Organs) と題した記事が掲載されて反響をよびました。その記事の出だしにあった実際の症例をご紹介しましょう。

六十一歳の男性が意識を失って救命救急室に運び込まれました。その男性にはすでに死相が出ていましたが、救命救急の医師たちはその原因が分かりませんでした。ただ、その男性の血圧は急降下し、血液検査ではカリウム異常上昇（※これで心臓が止まります）、血糖値は正常値のなんと十倍に跳ね上がっています。医師たちは心筋梗塞 (heart attack) を疑いましたが……

いや、そうではありませんでした。心筋梗塞では昏睡《こんすい》（coma）を起こすほど血糖値が異常値を示すことはありません。多臓器にわたって〝何か〟が起こっていると考えないわけにはいきません。

この男性は悪性黒色腫（メラノーマ）という皮膚ガンで七週間の抗ガン剤治療を受けていたのでした。この抗ガン剤は「免疫チェックポイント阻害剤（immune check-point blocker）」という新しい薬剤でした。この薬剤は、ガン細胞に対して不活性化しているリンパ球を再度活性化させてガン退治に向かわせるという作用をします。

その活性化したリンパ球がこの男性の脳、心臓、膵臓などの重要臓器（vital organ）を攻撃したのです。つまり、この男性の免疫システム（リンパ球）が自分の体をアタック（attack）していることが原因だったのです。

自分の体を自分の免疫細胞が攻撃するというのはまさしく、関節リウマチ、全身性エリテマトーデスや潰瘍性大腸炎などの「自己免疫疾患」と私たちが呼んでいるものです。

この薬剤の投与によって約三〇パーセントの人に多臓器にわたって炎症症状（自己免疫反応）が認められています。そのうちの二五パーセントはこの男性のように生死に関わる重大な症状をもたらしています[1]。

［図１］免疫チェックポイント阻害剤による心筋炎

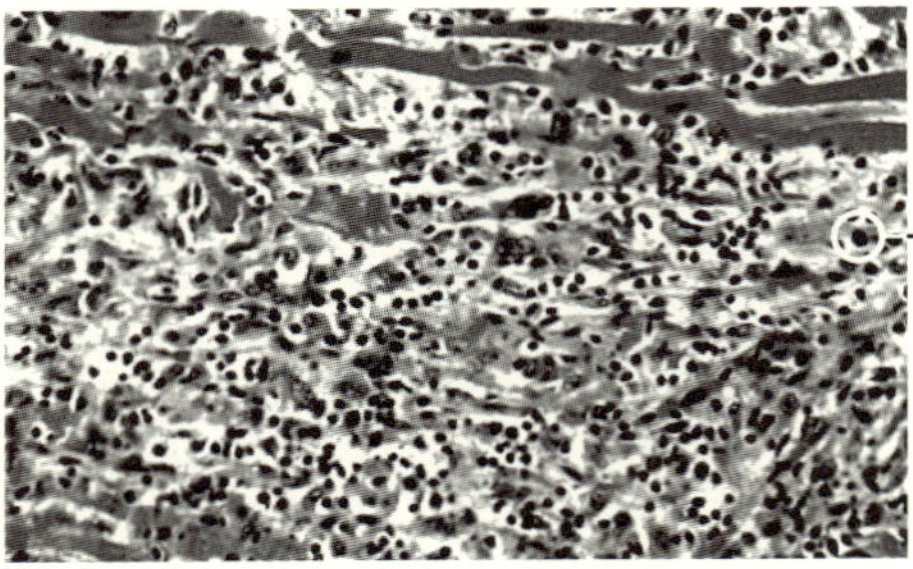

リンパ球が心筋細胞に浸潤している（心筋の炎症像）

*N Engl J Med. 2016 Nov 3; 375（18）: 1749–1755*より引用

免疫チェックポイント阻害剤（nivolumab, ipilimumab）によって心筋細胞にリンパ球が浸潤。心筋炎を起こして死亡（病理解剖）。

さらにこの記事には、カルフォルニアのあるガン専門医（oncologist）が経験したエピソードもありました。それは、この「免疫チェックポイント阻害剤」である女性の悪性黒色腫を消失させることに成功しましたが、その数週間後にインフルエンザのような感冒症状で救命救急室に運び込まれたのちに死亡したという症例でした。これも「免疫チェックポイント阻害剤」によってまさに制御不能になった免疫系が大逆襲した結果といってよいでしょう。

この薬剤の作用機序については詳しく後述しますが、自分の体を攻撃してしまうという自己免疫疾患になるメカニズムが奇しくもガン治療の研究から垣間見えてきます。

2　キツネ憑依《ひょうい》症

二〇〇五年に米国のある救急病院に三十二歳の女性が運び込まれました[2]。この女性は五日間一睡もせず、興奮状態で幻聴を訴えていました。電話が耳元でずっと鳴っているといいます。家族によれば、数日前は一日中気を失っていたといいます。

救急病院では頭部CT検査や神経検査で異常はなかったために自宅に帰されました。しかし、自宅に帰ってから幻聴や不穏状態が強くなったため、精神科を受診し、「統合失調症」と診断されて、抗精神薬を投与されました。しかし、数日間の投薬にもかかわらずさらに精神症状が悪化したために、再度救急センターに運ばれました。

自分と世界の破滅が切迫しているという激しい不安と幻聴などの精神症状が激しいために入院となりましたが、今度は全身にケイレン発作が起こりました。頭部MRIや髄液検査でも異常はありませんでしたが、ウイルス性脳炎（ヘルペス脳炎）が疑われ、抗ケイレン剤および抗ウイルス薬（acyclovir）が投与されました。それにもかかわらず精神症状は悪化の一途をたどり、混乱および不穏状態はエスカレートするばかりです。意味不明の言葉を話し、ときおり叫びます。まるでキツネに憑《と》りつかれたようです。

飲食を拒むために、胃管チューブを挿入して栄養剤と水分を補給せざるを得ませんでした。このとき盛んに顔面にチック様のケイレンが認められました。体動が激しいために、この女性の安全を確保するため、隔離してベッド上に手足を縛らざるを得なくなりました。その後、全身に強直性のケイレン（generalized tonic-clonic seizure　全身の筋肉が収縮したままになる）が続いたために、抗ケイレン剤を三剤も追加しなければなりませんでした。

それでも全身のケイレンが治まらないために、この時点で抗ＮＭＤＡ受容体脳炎（anti-NMDA R encephalitis）が疑われました。この病態を最初に報告したスペインのバルセロナの施設に髄液の検体を送ったところ、抗ＮＭＤＡ受容体抗体を認めて、確定診断に至りました。

この病態は、神経のシナプス接合部の神経細胞のＮＭＤＡ受容体に自己抗体が結合してその機能にダメージを与えることで引き起こされると考えられています[3]。その原因としては卵巣の奇形種（ovarian teratomas）の存在やウイルスの感染が脳炎の発症と

［図2］抗NMDA受容体脳炎の病態生理

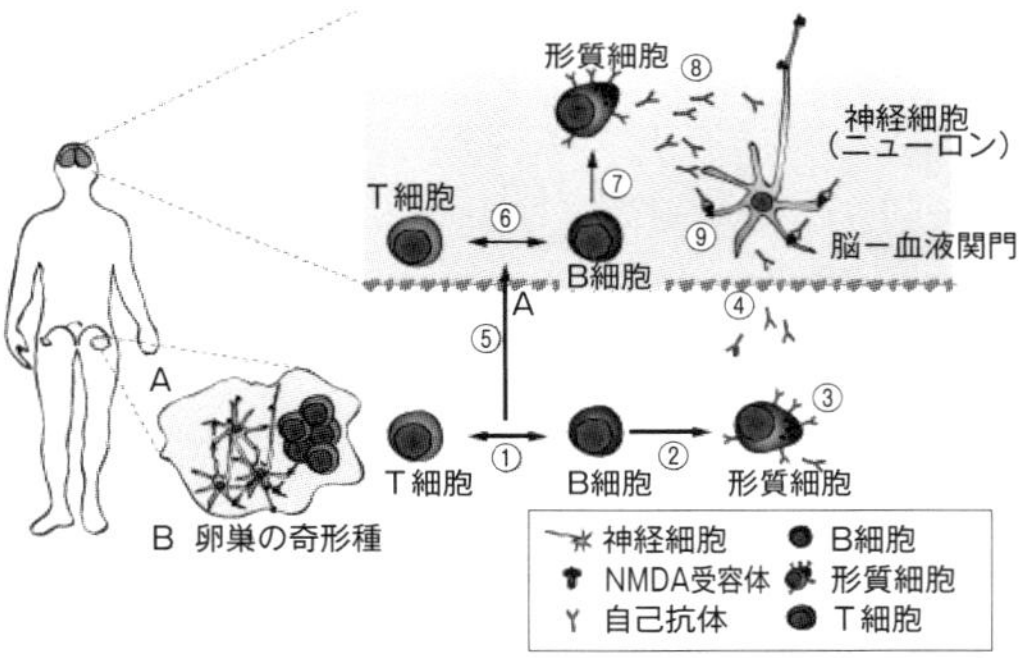

*Front Immunol. 2017 May 31;8:603*より引用

卵巣の奇形種やウイルス感染などによってリンパ球系（T, B細胞）が活性化。B細胞が成熟して形質細胞になり、自分の神経細胞にあるNMDA受容体に自己抗体を産生。それによって神経細胞の過剰刺激が起こり、統合失調症状（幻覚）や難治性のケイレン発作、意識混濁などが引き起こされる。

関係していると推測されていますが、依然不明のままです[4]。

この女性の卵巣には奇形種はなく、類皮嚢腫（dermoid cyst）という良性の腫瘍があっただけでしたが、それを切除し、さらに血液中の自己抗体を除く目的で血漿交換（plasmapheresis）も行いました。免疫抑制剤（rituximab）を追加しても一進一退の状況でしたが、三か月後以降に徐々に諸症状が治まってきたために自宅退院となりました。その後、認知、記憶などの脳の高次機能にダメージがあるために外来でリハビリを続け

［図3］ 抗NMDA抗体脳炎による幻聴は偉人も経験した!?

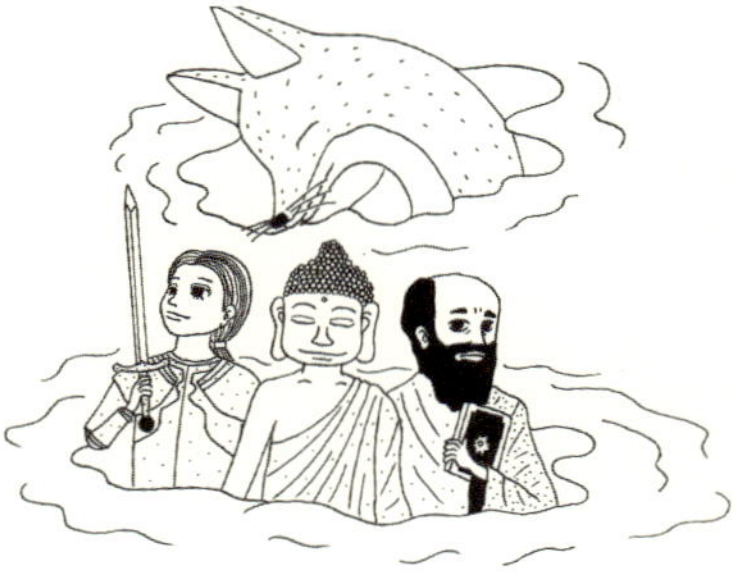

抗NMDA抗体脳炎によって起こる幻聴・幻視には神の啓示、千里眼、テレパシーがあり、脳の側頭葉が炎症によって過剰刺激されると起こる。これは「側頭葉てんかん」と同じ病態である。文献ではブッダ、ムハンマド、パウロ、エゼキエルやジャンヌ・ダルクまでが同じ「側頭葉てんかん」だったと言われている。

ているということでした。日本でもこのＮＭＤＡ受容体脳炎と診断された女性のことがテレビ番組で報道されて話題になりました。

この症例をご紹介したのは、「キツネ憑依症」といわれ昔は悪魔祓いしか術がなかった病態は、免疫システムの生体反応だったということをお伝えしたかったからです。もっと言うと、抗ＮＭＤＡ受容体脳炎でも起こる幻聴、幻視などを主訴とする統合失調症や、神の啓示を受けた（抗ＮＭＤＡ受容体脳炎も神の啓示や神の出現という幻覚を経験する）という症例も、免疫システムがもたらした生体反応であるということです。

ユダヤ教の預言者であるエゼキエル（Ezekiel）、仏教のブッダ（Buddha）、イスラム教の預言者ムハンマド（Muhammad）、現代のキリスト教を創始したパウロ（St. Paul）、さらにはジャンヌ・ダルク（Jeanne d'Arc）やソクラテス（Socrates）まですべて同じ症状を持つ脳炎による「側頭葉てんかん」ではないかと推測されています[5]。これらの偉人たちもケイレン発作に苛《さいな》まれていたのかもしれません。

そしてなによりこの病態には、後述する免疫システムに関わる問題が詰め込まれています。抗ＮＭＤＡ受容体脳炎は、八〇パーセントは女性に起こり、思春期（平均年齢二十二歳）に発症します[6]。七〇パーセントは発症時に発熱と頭痛を伴っています。そして子どもの抗ＮＭＤＡ受容体脳炎では、発症時期が四～九月に集中していることから、この時期に打たれるワクチン（MMRなど）に関連しているのではないかと推測されています[7]。

女性に多く、そして感染あるいはワクチンに関連しているのではないかという鋭い洞察は、抗ＮＭＤＡ受容体脳炎がこれから詳しく述べていく自己免疫疾患といわれる病態に深く関係していることを示しています。

この抗ＮＭＤＡ受容体脳炎という病態を知って、インフルエンザワクチン接種数日後に髄膜炎症状（高熱、意識障害）を引き起こし、四肢麻痺になったお子さんの症例（私の後輩が担当していた）を思い出しました。これは「急性散在性脳脊髄炎《きゅうせいさんざいせいのうせきずいえん》（ADEM:

acute disseminated encephalomyelitis)」と呼ばれるものでした[8]。

なぜワクチンでこのような自己免疫性の脳炎が起こる場合があるのかは、免疫というシステムを考える上で非常に重要です。

3 急増するリウマチ性疾患（Rheumatic diseases）

リウマチ性疾患（Rheumatic diseases）とは、自分の組織に慢性炎症が起こることで変性し、その組織が機能を失っていく病態を指します。主に関節の骨、軟骨、腱、靭帯、筋肉などの結合組織を中心に慢性炎症が起こりますが、血管や内臓にも波及します。関節リウマチ、全身性エリテマトーデス（SLE, systemic lupus erythematosus）、シェーグレン症候群（SS, Sjögren's syndrome）、強直性脊椎炎（AS, ankylosing spondylitis）、全身性硬化症（systemic sclerosis）など多数の病名が含まれます。

リウマチ性疾患以外の自己免疫疾患（一〇〇近い疾患がある）は、現代病の最たるもので近年発症率が急増しています[9]。ヨーロッパ、米国の調査では人口の約五パーセントが何らかの自己免疫疾患と診断されています[10]。米国では五千万人以上の数にのぼり、自己免疫疾患に対する医療費はガンの約二倍に膨れ上がっています。

これらの自己組織に炎症が起こる自己免疫疾患では、免疫を抑える治療が主体となるため、治療による副作用で死亡するケースが後を絶ちません[11]。

東京の有名な大学病院を全て受診した末に私に相談に来られたのは、関節リウマチと診断されて十年経過した六十歳の女性でした。相談に来られたときには、すでに両側の手指、手首、肩、両足首、頸椎などが変形してかなりの激痛を抱えられた状態でした。

一見してガンの末期のようなカヘキシー（cachexia）、つまり筋肉量の減少と衰弱が進行している状態でした。どの病院に行っても、何度も骨のレントゲンを撮り直され、治療といえばステロイド（コルチゾール）、抗ガン剤（Methotrexate, メソトロキセート）、生物学的製剤（炎症性サイトカインやシグナルをブロックする薬剤）などの免疫抑制剤を投与されるだけだったといいます。

ちょうどバブルの時代に貿易で一大財産を築き、世界中を飛び回っていた実業家でもあったようですが、五十歳のときに関節リウマチと診断されてからは引退して静養されていたとのことでした。ご自分では、自然栽培のコメや野菜を主体とした食事で人工添加剤などのケミカルには非常に注意された生活をされているということでした。病院の薬も途中で一切服用されなくなりました。温熱療法も含めたあらゆる代替治療も試されましたが、症状の改善には至らなかったということでした。

私はこの当時（十二年前）は、プーファ（多価不飽和脂肪酸）やエストロゲンといった慢性炎症の根本原因を特定するに至らなかったために、この女性に対して行ったアドバイスは炎症を緩和するアミノ酸やビタミンを中心としたものの摂取にとどまるものでした。三年ほど経過を密にフォローしたのですが、体調が改善し、骨の破壊の進行を止められたものの、症状は一進一退でした。当時はなぜ炎症を繰り返すのかが分からず、本編にお伝えするような適切なアドバイスができなかったため、結局は車いす生活になられました。これは私の非常に苦い経験です。

その他にも過去には有名な女優さんなども含めたくさんの方のリウマチ疾患の相談にのってきました。改善した方が多くおられたことは現在の私の方向性を後押ししてくれることになりました。なぜ改善したのかは今になってはっきりと分かりますし、漸くその原因と根本治療について詳細にアドバイスできるようになりました。自分の不徳の致すところですが、みなさんには是非この本を読んでいただきたいと切に祈っています。

4　四十年間眠れなかった女性

「私、この四十年間、夜は眠れないまま生きてきました」という話を聞いて、驚くと同時にその理由は即座に理解できました。なぜなら、私も成人アトピーとして両手首と両下肢に出現した湿疹のために毎晩激烈な痒《かゆ》みに襲われることを経験していたからです。

私の場合は、医薬品になっているオメガ3の魚油を十年以上摂取してきた効果が、ストレスを契機にアトピー性皮膚炎として出てきましたが、この女性は、乳児からのアトピーがあり、その頃から小学校卒業までずっとステロイドを皮膚に塗りこんできたといいます。そのために今では誰が見ても重症のアトピー性皮膚炎であることが分かるほど皮膚が変性しています。いわゆるステロイド皮膚炎です。ステロイドを長期間塗りこまないとアトピーは重症化することはありません。

そして自分でおかしいと思いはじめ、中学生のときに自分の意志でステロイドを中止したということでした。それ以降は、痒みに対してはひたすら何もせずに我慢してきたということでした。ただし、やはり夜には皮膚を掻かずにはいられないと仰っていましたが、私も激烈な痒みを経験しているだけに本当に我慢強い方だと感心しました。現代医学に対する諦観が強いこともすぐに分かりました。

今回、私にご相談に来られたのは、ある自然治療を推進する団体が販売しているオイルを勧められて皮膚に塗ったところ、劇的に皮膚炎が悪化したことがきっかけでした。そのオイルの主成分は魚油だったのです。その女性は直感的にアトピー性皮膚炎の原因がオメガ3というプーファ（多価不飽和脂肪酸）であると確信されました。しかし、現在でもそうですが、いくら探してもオメガ3が炎症を悪化させるということを言っている医師や治療家が見当たらなかったということでした。しかし、私の著書（『プーファフリーであなたはよみがえる』および『病はリポリシスから』）を読んで、初めてオメガ3が炎症を悪化させることを伝えている医師がいることやその詳細なメカニズムに出会ったということで、嬉しくて相談に来られたということでした。

実は私はこの方以外にもオメガ3のサプリや糖質制限（リポリシスが起こってプーファが血液中に増加する）でアトピー性皮膚炎のみならず、慢性病が悪化した方の相談をたくさん受けています。オメガ3や糖質制限は誰も文句が言えない空気感があるといわれ、私にこっそりとメッセージをいただいたり、相談に来られるケースが多いです。と

［図4］就寝前にはしっかりと糖補給

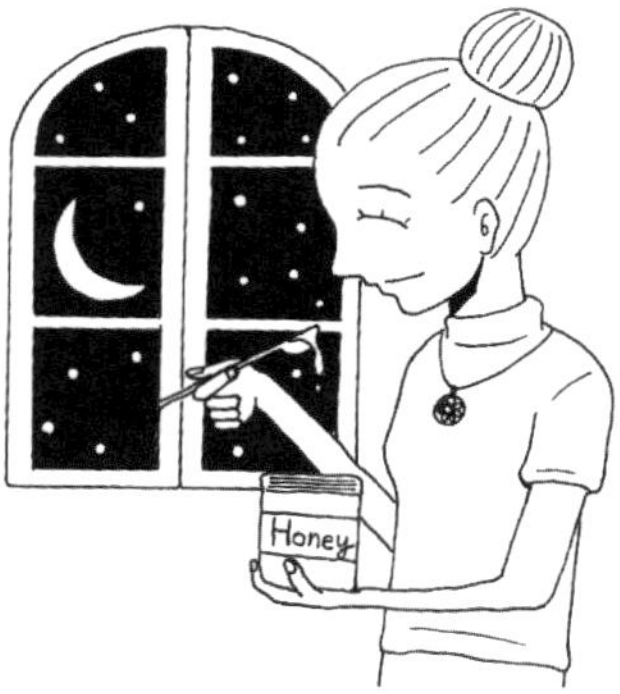

夜間は太陽光がないために生体にとってはストレスが高まる時間帯。夜間に血糖値が低下するとさらにストレス反応が高まり、炎症を引き起こすストレスホルモンが分泌される。炎症をコントロールするためにも就寝前には必ず黒糖・ハチミツ・フルーツなどの単糖類を豊富に含む糖質を補給することは必須。

にかくこの女性はご自分の体験から間違いなくオメガ3が皮膚炎を悪化させることを実感されて私の本を読み講演をお聞きになって確証を得られました（オメガ3そのものについては今後「オメガ3の真実」として執筆していく予定です）。

一般にどの英語論文を読んでも炎症を抑えると書かれているオメガ3がなぜ炎症を悪化させるのか？　それは、従来の免疫学を全く新しいパラダイムで捉え直すことで初めて理解することが可能になります。

この女性には糖質制限をやめさせて、黒糖とハチミツを摂取するように勧めました。そして抗ヒスタミン作用を併せ持つ抗セロトニン（セロトニンは夜に多くなるストレスホルモン）作用を持つ物質の摂取も併せてお勧めいたしました。睡眠を確保するためです。アトピー性皮膚炎はストレスの高まる夕方から痒みが悪化します。夜に痒みによって起こされるため、生活の質が著しく低下します。

するとどうでしょう。一カ月も経過しないうちに、夜に痒みで起こされることがなくなったという嬉しい報告をいただきました。糖のエネルギー代謝をしっかり回すことで劇的に慢性炎症が改善していきます。通常はオメガ3（フィッシュオイル）の摂取量にもよりますが、摂取中止後も十八週程度までは糖を摂取しても代謝が正常化してきません[12]。この女性の場合は、オメガ3のオイルを中止してしばらくしてからご相談に来られたためか、ご指導させていただいてから約一カ月で糖の代謝が回っています。素晴らしい経過です。

第2章
免疫学の教科書は もう時代遅れ

1　免疫とは？──従来のパラダイム

私たちには免疫というシステムが備わっているとされています。そして従来の捉え方では、免疫システムの主目的は以下に集約されます。

①病原微生物を根絶する

②〝自己（self）〟と〝非自己（non-self）〟を区別する

従来の免疫の捉え方をもう少し敷衍《ふえん》していきましょう（イラストを参照）。

免疫システムは、基本的に異物の侵入に対して自然免疫系（innate immune system）が起動し、異物を〝自己〟と〝非自己〟に抗原提示で見分けます。その非自己とされた抗原を、獲得免疫系（acquired immune system）が自然免疫系と連帯して攻撃し記憶します。

ここで自然免疫系（innate immune system）はマクロファージ、好中球などの白血球系、獲得免疫系（acquired immune system）はリンパ球系（T、Bリンパ球）が担

[図5] 古い免疫のパラダイム（その1）

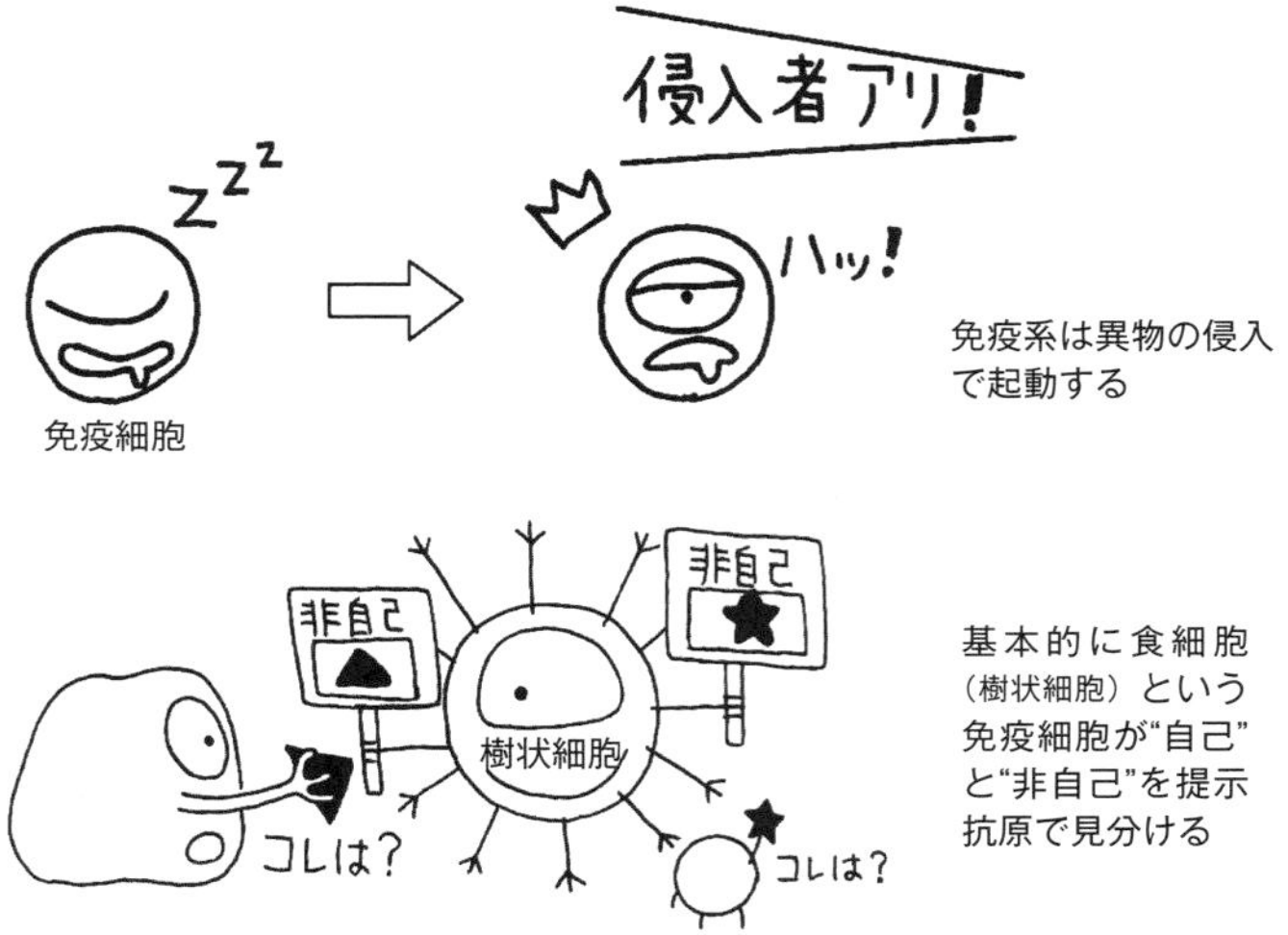

免疫系は異物の侵入で起動する

基本的に食細胞（樹状細胞）という免疫細胞が“自己”と“非自己”を提示抗原で見分ける

うということになっています。Tリンパ球による異物攻撃を細胞性免疫（cellular immunity）、Bリンパ球による異物攻撃を液性免疫（humoral immunity）と呼んでいます。

そして哺乳類（脊椎動物）では、自分の組織を〝抗原（非自己）〟と見なして攻撃しないように、胎児期に、胸腺において自分を攻撃するリンパ球（Tリンパ球）は排除されるとされています。これを免疫寛容《めんえきかんよう》（immune tolerance）と呼んでいます。

パラダイム（その2）

[自然免疫]

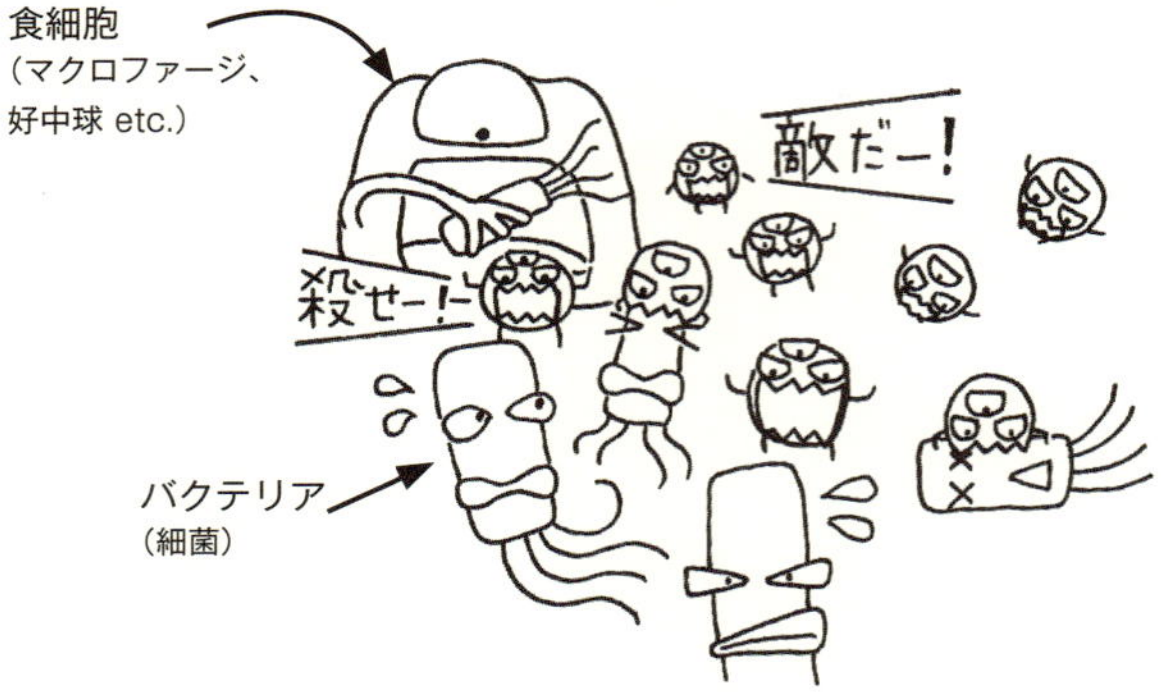

免疫システムには自然免疫と獲得免疫がある。自然免疫は、侵入してきた病原体や異常になった自己の細胞を非特異的（免疫記憶なしに）にいち早く感知し、直接排除する（好中球、マクロファージなどが主役）。

[抗原提示]

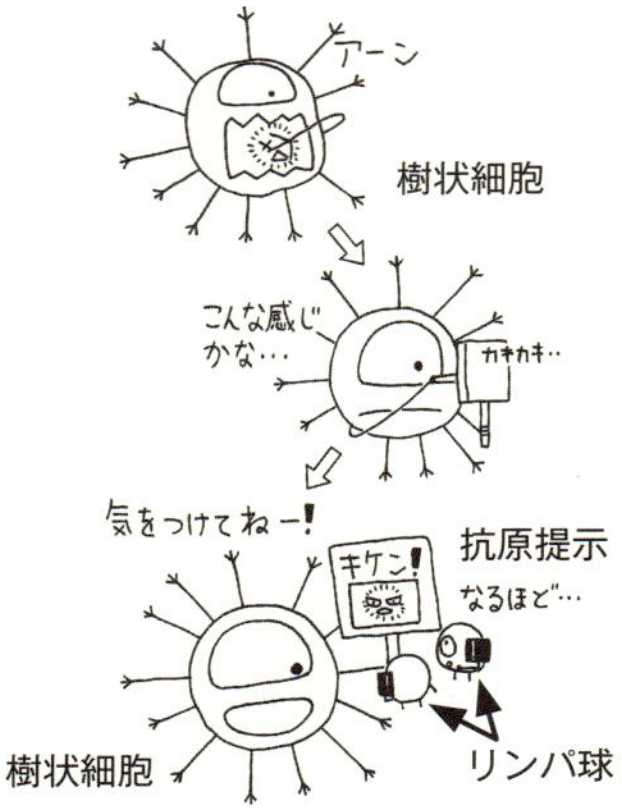

自然免疫において、末梢組織内に存在する樹状細胞は、病原体を貪食して取りこみ、それらをペプチドに分解します。

リンパ節や脾臓に移動。

獲得免疫で働くリンパ球に、抗原ペプチドを提示。危険な病原体をリンパ球に知らせる（自然免疫と獲得免疫の連携プレー）する。

［図6］古い免疫の

［獲得免疫］

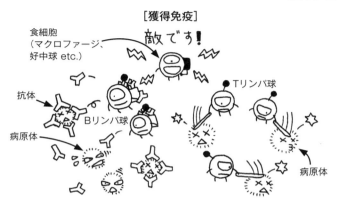

獲得免疫は感染した病原体を特異的に見分け、それを記憶することで、同じ病原体に出会った時に効果的に病原体を排除する。その記憶に従ってTリンパ球とBリンパ球の攻撃で退治する（それぞれ細胞性免疫、液性免疫という）。Bリンパ球は抗体を作って、病原体を速やかに排除する。Tリンパ球は異物をダイレクトに攻撃する。

［免疫寛容］

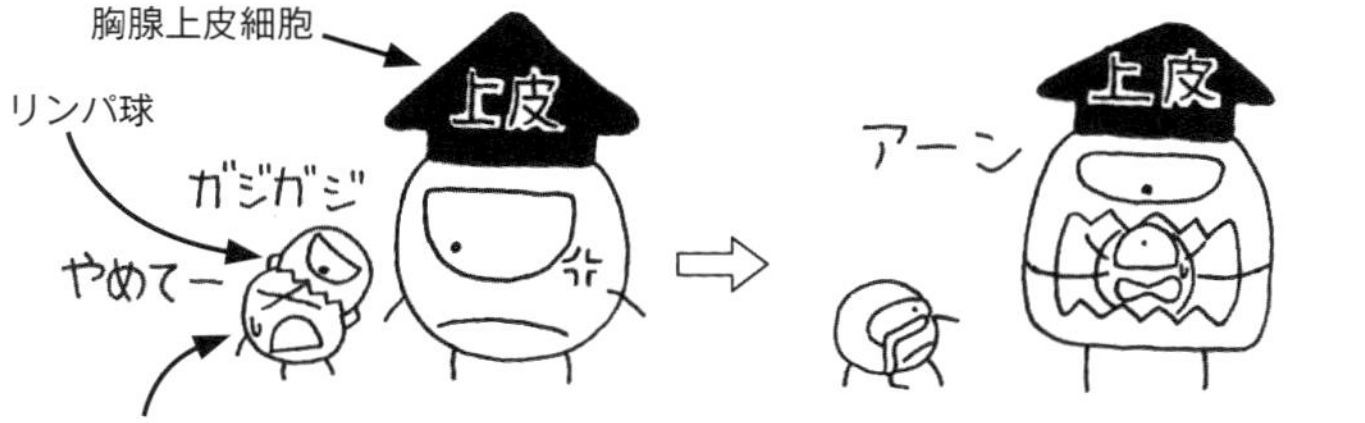

哺乳類では胎児期に、胸腺において自分を攻撃するリンパ球は胸腺上皮細胞によって排除される。これを免疫寛容という。

この非自己である異物の排除が免疫システムの中心であるというパラダイムを確立したのは、ドイツのポール・エールリッヒ（Paul Ehrlich, 1854 -1915）です。彼は、一九〇八年にいわゆる抗原抗体反応（液性免疫）という免疫システムを提言したことでノーベル生理・医学賞を授与されています。血液中（血清）には、それぞれの異物とぴったり結合するタンパク質があり、それが「鍵 - 鍵穴」（lock and key）反応で異物が破壊されるという液性免疫（Bリンパ球の抗原抗体反応）を証明したものでした。

また、彼は梅毒菌を破壊する物質を発見し、「病原菌を絶滅させるには魔法の弾丸（magic bullet）が必要」と提言したことでも有名です。これが後の抗ガン剤治療に見られる化学療法の元になりました。つまり、ガンを〝異物〟と見立てて、病原体と同じように〝魔法の弾丸〟で破壊するという発想です。このエールリッヒの着想はその後の西洋医学に多大な影響を与えています。

現代医学は、ガンや自己免疫疾患とは異物（非自己）を排除する免役システムが変調し、異物を排除できないか、あるいは誤って自己の組織を攻撃する病態と捉えています。そして、そのガンや自己免疫疾患の免疫システム変調は、遺伝子変異や異物（ウイルスなど）が原因であるとします。

[図7] ポール・エールリッヒと魔法の弾丸

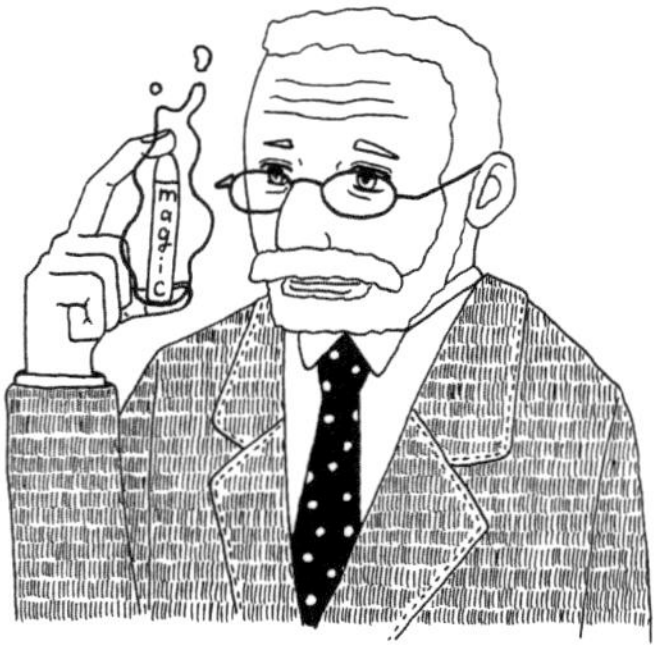

近代免疫学の基礎を築いたといわれるドイツのポール・エールリッヒ。免疫とは病原体を「抗体」という"魔法の弾丸"で排除するシステムとした。この病原体に対する魔法の弾丸という考え方は、近代医学ではそのまま自己免疫疾患ー免疫抑制剤、ガンー抗がん剤に応用された。

異物やその遺伝子変異を起こした細胞を〝魔法の弾丸〟で破壊しようとするものが、現在の細胞毒性のある化学療法や免疫修復（免疫抑制も含む）療法なのです。ガン治療でも高額な免疫修復剤が使用されています。しかし、エールリッヒから多大な影響を受けた現代医学のパラダイムでは、そのような〝魔法の弾丸〟は未知でかつ深刻な（生命を脅かす）副作用を及ぼすことが指摘されるようになっています[13]。

エールリッヒに代表される医学のメインストリーム（主流）の免疫システムの捉え方（パラダイム）そのものが間違っているのではないかと考えざるを得ません。免疫の従来のパラダイムがもはや現実に合わなくなっていることを最新の研究を交えてお伝えしていきましょう。

2　免疫を自然・獲得と分類するのは時代遅れ

一般に病原体に非特異的に対処するシステムを自然免疫（innate immunity）と呼んでいます。その一方で、病原体に特異的に対処するシステムは獲得免疫（acquired immunity）とされています。

特異的に対処するというのは、病原体をリンパ球（Bリンパ球）が記憶（memory）し、その病原体が次に体内に侵入したときには、速やかに抗体で対処するということです。一回目の侵入ですでにその病原体への抗体（これを特異的という）を産生するBリンパ球が選択されて、二回目の侵入のときには速やかに増殖して抗体を産生するシステムになっているとされています（特異性：specificity）。

獲得免疫の〝獲得〟とは、「一回目の病原体の侵入で病原体を記憶し、その病原体に特異的に反応する」ということです。獲得免疫は、記憶（memory）と特異性（specificity）を持つことが自然免疫と区別される拠り所です。

しかし、自然免疫を司る白血球（顆粒球、単球、マクロファージ、ナチュラルキラー

［図8］自然免疫も免疫記憶と免疫特異性を持っている

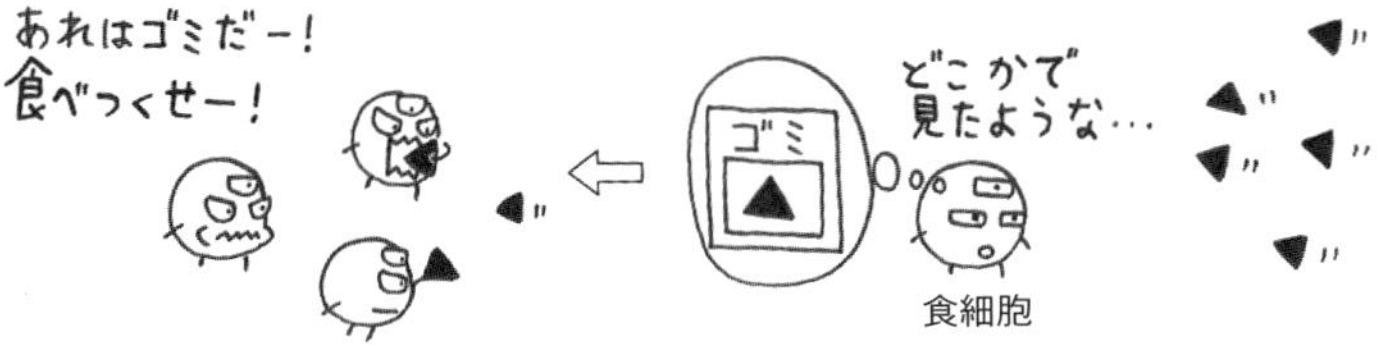

免疫記憶や免疫特異性（特定のゴミにのみ反応すること）はリンパ球が担っていると考えられてきた。しかし、マクロファージ、好中球といった自然免疫に関わる食作用を行う食細胞にも免疫記憶や免疫特異性がある。

細胞）にも記憶があり、二回目の病原体の侵入には速やかに対処していることが明らかになっています[14]。しかも自然免疫を司る白血球（マクロファージ、好中球）には、次項で詳述するように、パターン認識受容体（PRRs：pattern recognition receptors）があり、病原体関連分子パターン（PAMPs：pathogen-associated molecular patterns）やダメージ（傷害）関連分子パターン（DAMPs：damage-associated molecular patterns）という、従来〝抗原〟と呼んでいたシグナルに特異的に反応することが分かっています[15]。

これは特別に自然免疫記憶（innate immune memory）、あるいはトレーニングされた免疫（trained immunity）と呼ばれていま

［図9］好中球とマクロファージの起源は同じ骨髄系

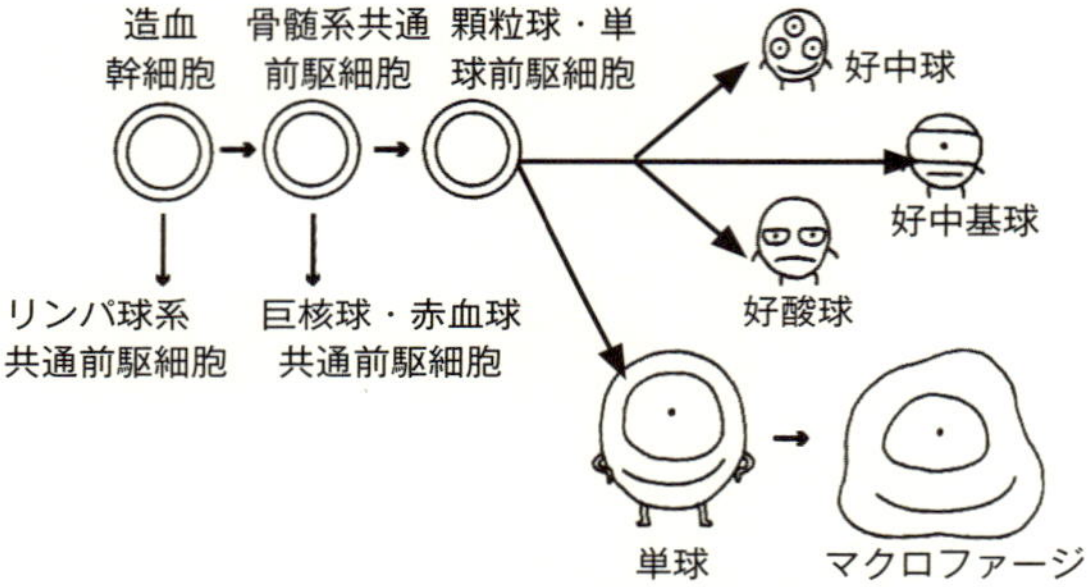

骨髄の多分化能幹細胞から好中球、好塩基球、好酸球、マクロファージや単球が枝分かれする。これはすべて同じ起源をもつ白血球系でリンパ球と区別される。

す。自然免疫でも獲得免疫の特徴である記憶（memory）と特異性（specificity）を兼ね備えているのです。つまり、免疫システムに自然（innate）と獲得（acquired）に分類すること自体が、定義上も意味がないばかりでなく、サイエンスとして不適切なのです。

3 マクロファージ、好中球も獲得免疫のキープレイヤー

自然免疫では、マクロファージ、好中球などの骨髄系の白血球が主役として働くとされています。しかし、近年になってむしろリンパ球が主役とされていた獲得免疫で

［図10］マクロファージ、好中球は自然・獲得で働く

	Monocyte/macrophage マクロファージ	Neutrophil 好中球
自然免疫	オプソニン効果 炎症性・抗炎症性サイトカイン分泌 GCSF, GM-CSFの放出 毒性物質の過剰放出（NO, ROS,MMP） 抗原提示 ＊GCSF: Granulocyte colony-stimulating factor; GM-CSF: Granulocyte macrophage-colony stimulating factor ＊MIP-1α: macrophage inflammatory protein-1α; NETs: Neutrophil extracellular traps	プロスタグランディン、リューコトライーン、プロテエース産生 MIPの放出 IFN-γ, IL-8,TNF-αなどのサイトカイン放出 抗微生物分子分泌 食作用 溶解酵素、ROS放出 好中球細胞外トラップ（NETs）
獲得免疫	加水分解酵素の分泌 補体の活性化 血管、リンパ管新生 骨破壊細胞の活性化（ macrophages is to fuse with other macrophages to form multinucleated giant cells＝osteoclast） 死滅細胞の食作用（efferocytosis） 細胞障害性T細胞への誘導 Th1 , Th17への誘導	IL-17の放出 好中球細胞外トラップ（NETs） 樹状細胞の成熟を促進 Th1, Th17の化学走性 細胞障害性T細胞（CD8+）への誘導

従来の免疫学では、マクロファージや好中球などの骨髄系（白血球系）は、主に自然免疫で働くとされてきたが、リンパ球が主体とされる獲得免疫でもマクロファージや好中球が中心となって働いていることが明らかになっている。

のキープレイヤーがマクロファージ、好中球などの白血球であることが分かってきました。

獲得免疫で働くリンパ球（B、T細胞）は、好中球やマクロファージによる長期の抗原提示（antigen presentation）やサイトカインによる活性化が必要です。つまり、リンパ球が働くのもマクロファージや好中球の様々なアシストがあって初めて可能になるということです[16]。

マクロファージや好中球の自然・獲得免疫にまたがる具体的な働きを一覧表にしていますの

で参考にされてください。

このように免疫を自然と獲得に分けることはできません。そして後述するように免疫という言葉そのものを見直す必要があります。

4 獲得免疫のリンパ球系も大混乱
―すべては「コンテキスト依存」

従来の免疫学ではリンパ球系の細胞として、ナチュラル・キラー細胞（NK：Natural killer cell）を含む自然リンパ球（ILCs：Innate lymphoid cell）、T細胞とB細胞などに分類されています。反応する抗原や受容体の違いによって様々な種類に分類されているのです。

ナチュラル・キラー細胞（NK）などの自然リンパ球（ILCs）は、TおよびB細胞のように特異的（specific）にある抗原に反応するわけではないので、リンパ球系にも関わらず、白血球系が主体とされる自然免疫の方に分類されています。最近ではナチュラル・キラーT細胞（NKT：Natural killer T cell）という、ナチュラル・キラー細胞と

［図11］ Th1/Th2 モデル（Th1/Th2 バランス）

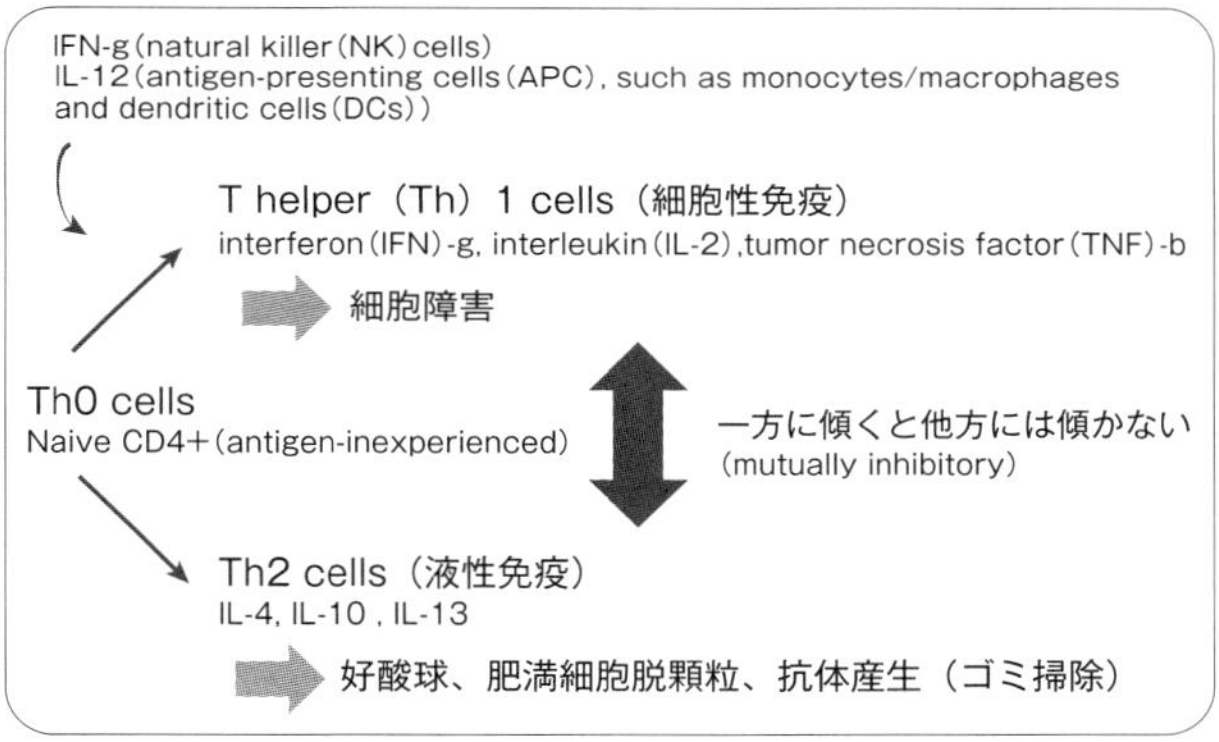

ヘルパーT細胞はTh1 細胞とTh2 細胞に分化する。Th1細胞は、主に細胞性免疫（細胞障害性T細胞の作用のヘルプ）、Th2 細胞は主に液性免疫（Bリンパ球の抗体産生作用のヘルプ）に関わるとされてきた。自己免疫疾患、アレルギー疾患などはこのどちらのヘルパー細胞が優位になるかというTh1/Th2 モデル（Th1/Th2 バランス）で説明されてきた。

働きは似ていますが、細胞の由来が違うといったリンパ球も発見され、ますます混乱してしまいます。

Tリンパ球には、ヘルパーT細胞（helper T cell：CD4+：cluster of differen-tiation 4）と細胞障害性T細胞（cytotoxic T cell：CD8+）に分類されています。ヘルパーT細胞は、細胞障害性T細胞、B細胞、白血球（マクロファージなど）を活性化する役割があり、主に異物を除去するアシストをする、文字どおり、他の免疫細胞を〝へルプ〟するリンパ球と考えられてきました。

ヘルパーT細胞には、細胞内感染に反応し、細胞性免疫（細胞障害性T細胞の攻撃のこと）および自己免疫疾患の発症に関与するTh1細胞（Th1 helper cell）、そして、細胞外感染に反応し、液性免疫（B細胞の抗体産生のこと）およびアレルギー疾患の発症に関与するTh2細胞（Th2 helper cell）の二つに大きく分類されていました（元々はマウスのヘルパーT細胞において、異なったサイトカインというホルモン物質を産生することで仕分けされた）。そしてTh1とTh2はお互いに阻害し合う、つまり一方に分化すると他方には変化しないことが従来の教科書には記載されています。

これを「Th1／Th2モデル」あるいは「Th1／Th2バランス」といい、自己免疫疾患、アレルギー疾患などの慢性病の病態を考えるベースとなっていました[17]。

しかし、近年になってヒトのヘルパーT細胞には、制御性T細胞（Tregs）、Th9、Th17、Th22などの種類が新たに発見されました。これらのヘルパーT細胞は産生するサイトカインが違うということで分類されています。

さらに、これらのヘルパーT細胞は〝場〟によっては細胞障害性T細胞と同じ働きをする（CD4 CTL：CD4 cytotoxic T cells と呼ばれています）ことまで判明していま

[図12] ヘルパーT細胞の分化および産生サイトカイン

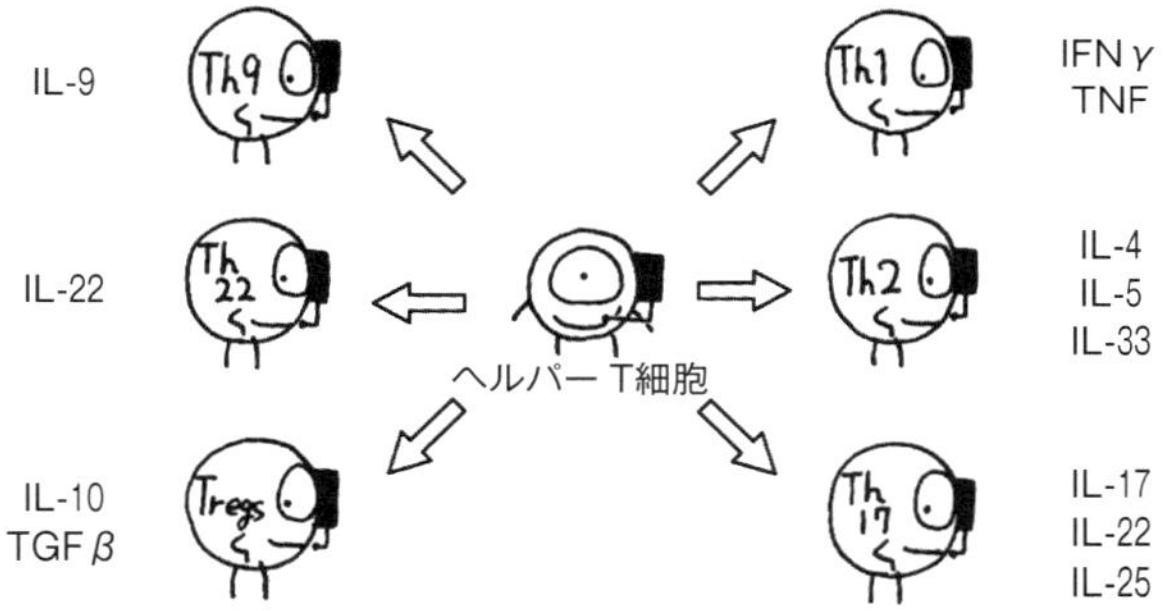

近年、ヘルパーT細胞はTh1細胞とTh2細胞以外にもTh9,Th17,Th22,制御性T細胞（Treg）などに分類されている。そして、それぞれが産生するサイトカインは、“場”によって炎症、抗炎症のいずれにも作用する。

[図13] ヘルパーT細胞およびサイトカインの多面的発現

インターフェロンガンマ（IFN-γ）
●炎症促進：マクロファージなどの白血球の遊走、食作用促進。
○炎症抑制：リンパ球のリンパ節への行き来やT細胞の増殖を抑える。

インターロイキン4（IL-4）
●炎症促進：Bリンパ球を活性化し、IgE,IgG抗体の産生を促進。
○炎症抑制：マクロファージ、TNF, 活性酵素・窒素種の抑制。

インターロイキン9（IL-9）
●炎症促進：炎症部位に肥満細胞を集積させる。
○炎症抑制：制御性Tリンパ球の炎症抑制作用を増強。

インターロイキン10（IL-10）
●炎症促進：白血球の抗原提示を促進し、Bリンパ球を活性化。
○炎症抑制：白血球の抗原提示を抑制し、マクロファージや肥満細胞の炎症作用を抑制。

インターロイキン17（IL-17）
●炎症促進：白血球（好中球）、Bリンパ球を活性化。炎症性サイトカイン放出促進。
○炎症抑制：抗炎症性サイトカインを放出促進。

インターロイキン22（IL-22）
●炎症促進：白血球の抗原提示を促進し、Bリンパ球を活性化。
○炎症抑制：白血球の抗原提示を抑制し、マクロファージや肥満細胞の炎症作用を抑制。

ヘルパーT細胞が産生するサイトカインは、“場” によって炎症、抗炎症のいずれにも作用する。

[図14] ヘルパーT細胞の多面的発現

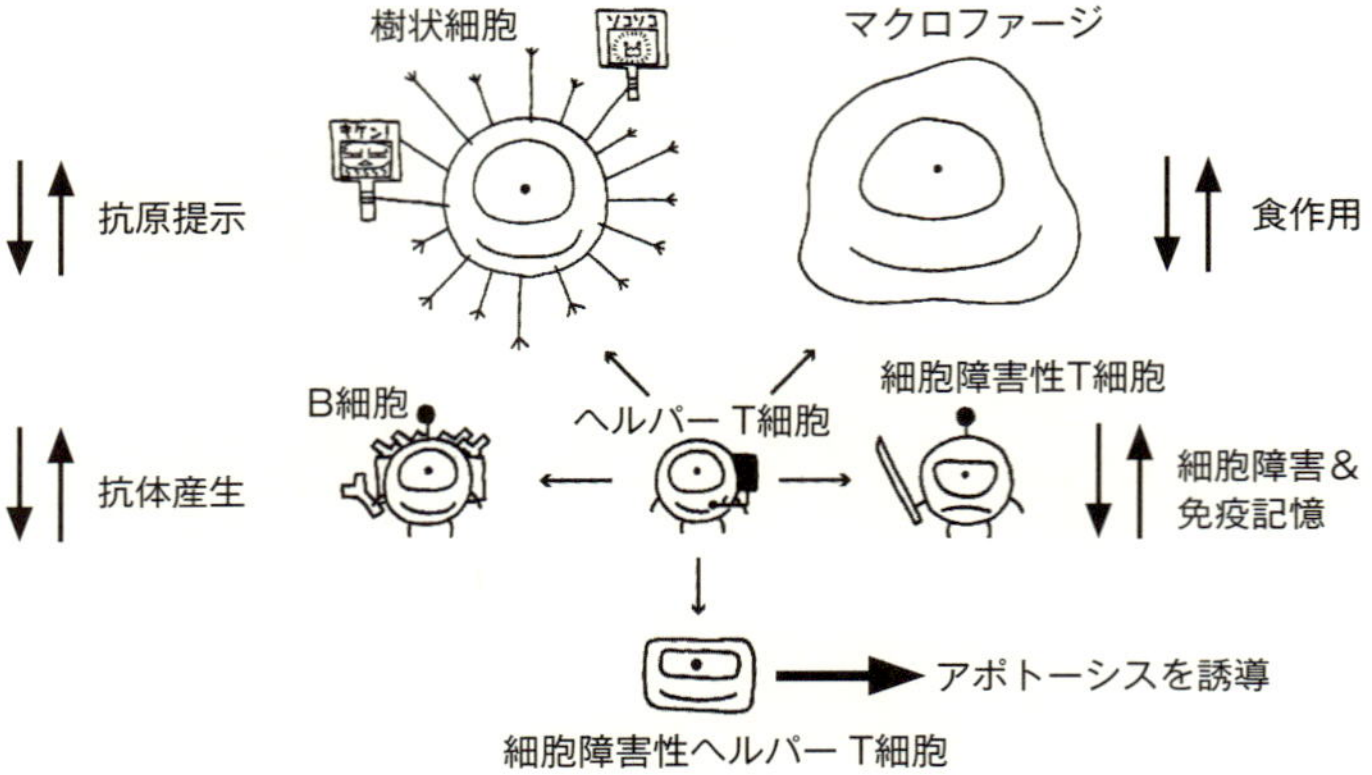

ヘルパーT細胞は自ら細胞障害性にも働く。場によってB細胞、細胞障害性T細胞を活性化したり、抑制したりする。同時にマクロファージや樹状細胞にも作用し、炎症促進/抑制のいずれにも“場”によって変化する。

す[18]。こうなればT細胞をヘルパーと細胞障害性とに分ける意味もなくなりますし、発見当時の命名そのものが実態に合わなくなっています。

また、現在同定されているこれら数種類のヘルパーT細胞は、〝場〟によって炎症を加速したり、炎症を抑えたりします[19]。制御性T細胞（Treg）は、従来は文字どおり炎症を抑える（制御）役割を持つと考えられてきました。しかし、制御性T細胞さえも〝場〟によっては、炎症を加速させることが分かっています[20]。

したがって、「制御性T細胞」というネーミング自体が混乱の元になっています。これは、いずれのヘルパーT細胞からも産生される種々のサイトカインが〝場〟によって、炎症にも抗炎症にも多面的（pleiotropic）な作用をすることに起因しています[21]。このようにすべては〝場〟によって変化するという生命現象の特徴を私は特別に「コンテキスト依存」と呼んでいます。

5 マクロファージの「M1／M2パラダイム」も古い

マクロファージもM1、M2の二種類があり、前者が細胞障害性（T細胞）、後者が液性免疫系（B細胞）で作用するとされています。そして同じ自己免疫疾患でも以下のように、M1、M2のどちらかのマクロファージが優位になって引き起こされているとされています。

M1マクロファージ／Th1：関節リウマチ、多発性硬化症、クローン病、糖尿病

M2マクロファージ／Th2：SLE、強皮症

そして、Ｍ１マクロファージは組織破壊・ガン細胞死滅に働き、Ｍ２マクロファージは組織修復・ガン増殖に作用するとされています。

ところが、最近になってＭ２マクロファージには三種類あり、そのうちの一つ（M2b macrophage）は、Ｍ１マクロファージのようにＩＬ－１，ＩＬ－６そしてＴＮＦなどの炎症性サイトカインをたくさん放出することが分かっています[22]。また好中球にもＭ１／Ｍ２に相当するＮ１／Ｎ２があることも判明していますが、これも細胞が場によって変わることを考えれば、特筆すべきことではありません。

さらに、ナチュラルキラー細胞を含めた自然免疫に関わるリンパ系細胞（innate lymphoid cell）も場によって炎症性・抗炎症性に変化します[23]。

したがって、炎症・抗炎症や細胞破壊・細胞修復といった単純な二分法（dichotomy）では免疫という現象を捉えることができなくなってきているのです。

6　サイトカインもコンテキスト依存

前述したように、ヘルパーＴ細胞から放出される様々なサイトカインという物質も、

〝場〟によって炎症・抗炎症のいずれにも作用します。サイトカインは炎症に関わる細胞の分泌する物質というイメージが強いですが、元々は胎生早期の器官形成に必須の物質です[24]。

ある細胞には増殖のトリガー（引き金）となって作用し、違う細胞には成長抑制に作用します。たとえば、ＴＧＦβ（transforming growth factor-β）というサイトカインがあります。このサイトカインは、制御性Ｔ細胞を誘導するため、従来は炎症を抑制する働きが主体と考えられていました。しかし、ＩＬ－６の存在下では、ヘルパーＴ細胞を炎症性サイトカイン（ＩＬ－17）を産生するように誘導（上皮細胞で炎症を起こす）します[25]。つまり、ＴＧＦβというサイトカインも〝場〟によって炎症・抗炎症のいずれにも作用するということです。

ＩＦＮγ（リンパ球）、ＴＮＦ（どの細胞でも分泌）などのサイトカインも細胞の置かれた〝場〟によって炎症・抗炎症のいずれにも作用します[26]。

ある病態に特異的なサイトカインだけを追っていると（現代医療ではある特定のサイトカインをブロックする治療が主体となっている）、実際の人体では、数多くのサイトカインが相互作用し、かつ〝場〟によってその作用も変化するので、最終的にどう作用するのかが分かりません。実際に炎症性のサイトカインを産生する転写因子NF－κB（エヌエフ・カッパービー）をブロックする治療では、感染症が起こるなどの予測不能の結果を招きます（オメガ3の抗炎症作用の一つとしてこのNF－κBのブロックがある）[27]。

このサイトカインにみられるような生体内の予測不可能な反応は、ある意味量子物理学の確率論（probability）によく似ています。近視眼的な物質還元論に陥ることなく、サイトカインは白血球やリンパ球と同じく細胞の置かれた〝場〟によって作用が変わる、つまりコンテキスト依存であるのです。

7　エイコサノイドの作用もコンテキスト依存

オメガ6系プーファのアラキドン酸に代表される多価不飽和脂肪酸（PUFA：プーファ）から誘導される生理活性物質をエイコサノイド（eicosanoids）といいます。プロスタグランジン（PG：プロスタグランディン）やロイコトリエン（leukotriene：リューコトライイーン）などが代表的なエイコサノイドです。

エンドトキシン（内毒素）、ＩＬ－１β，ＴＮＦ－αなどの炎症シグナルによって、COX-2（cyclooxygenase 2；コックス・ツー）という酵素が誘導されます。COX-2は、アラキドン酸（オメガ６系プーファ）からプロスタグランジンＥ２（PGE2）というエイコサノイドを誘導します。当初ＰＧＥ２は、炎症の初期には局所の血管拡張作用、好中球、マクロファージ、肥満細胞などを活性化するため、炎症や細胞増殖（ガン形成）を促進する物質として考えられていました。しかし、炎症が持続すると逆に抗炎症作用が強くなります[28]。

炎症性エイコサノイドのロイコトリエンから誘導されるリポキシン（lipoxin）というエイコサノイドは、

・エストロゲン受容体をブロック[29]
・食作用、アポトーシスを促進[30]
・線維化を止める[31]
・ＰＰＡＲγ（Peroxisome proliferator-activated receptor gamma）の活性化[32]

などを通じて抗炎症に作用します。このようにエイコサノイドも〝場〟によって、炎症・抗炎症のいずれにも作用します。

ちなみにオメガ3の誘導体であるリゾルヴィン（resolvin）、プロテクチン（protectin）は抗炎症作用をもたらすとして最近論文報告が増えています[33]。このように、オメガ3はなにかと「抗炎症作用」が強調されていますが、後述するように逆に炎症を引き起こす〝ゴミ〟を作る主要な因子でもあるのです。

8 自己に反応するリンパ球は除外されていない！

従来の免疫学では、自己組織に反応するリンパ球は自己組織を破壊するので、早い段階で除外されているとされています。しかし、炎症のない生理的な状態でも自己組織に反応するリンパ球が血液中を循環していることがすでに報告されています[34]。

詳しくは後述しますが、無脊椎動物および脊椎動物の「形態形成維持（morphostasis）システム」の中心はマクロファージなどの食作用のある食細胞です。その次に出現するのは、自己組織に反応（self-recognition）するリンパ球（T＆B細胞）です。B細胞が適切に成熟して、多種類のゴミに抗体を作るのには、自己組織に反応する受容体（self-reactive BCRs, B cell receptors）が必要とされることも分かっています[35]。健康かつワクチンをしてない人や魚などの他の脊椎動物の血液中には、自己抗体が普通に認められます[36]。このような正常時にも認められる自己抗体は、「自然自己抗体（natural autoantibodies, NAAbs）」と呼ばれています。IgM（イムノグロブリンM）に属しています。

この自然自己抗体を作るB細胞（B－1a細胞と表記されている）は、進化の中でも食細胞に近い最も古いリンパ球です。このリンパ球はマクロファージなどの食細胞と同じく、食作用さえ持っています[37]。みなさんのご存じのワクチンなどで免疫記憶するB細胞は比較的新しいリンパ球です。この古いB細胞（B－1a細胞）は免疫記憶の機能はないため、特定のゴミに反応（特異的に反応）することはありません[38]。しかし、古いB細胞（B－1a細胞）から産生された自然自己抗体は、自己の組織、変性した組織そして外来の微生物などを見分けることができます。古いB細胞（B－1a細胞）は、胎児・新生児期に主に産生されますが、生涯を通じて骨髄から補充されています[39]。

一方の免疫記憶を持って特異的抗体を作るB細胞（follicular B-2 cell）は、加齢につれて発達し、自己組織以外のゴミに抗体を作ります[40]。

さて、古いB細胞（B－1a細胞）が自然自己抗体（NAAbs）を作るのであれば、この抗体が自分の組織を攻撃していわゆる自己免疫疾患になることが危惧されます。しかし、「事実は小説より奇なり」です。この自然自己抗体（NAAbs）は、その逆の作用をするのです。

自然自己抗体の働きについて現在までに分かっていることを列挙しましょう。

- バクテリア、ウイルスなどの病原性微生物に対する最初の防御作用（first line defense）[41]
- 自然死（アポトーシス）した細胞、死滅したガン細胞あるいは老化細胞などの掃除[42]
- 炎症による組織ダメージを最小限にする[43]
- 共生微生物の維持とコントロール[44]
- 自己免疫疾患を予防する[45]

このように自然自己抗体（NAAbs）は、自分の細胞、変性した自分の細胞あるいは外来のゴミ（ウイルス、バクテリア）も認識することができます。自然自己抗体が少ないほど自己免疫疾患の代表である全身性エリテマトーデス（SLE）の重症度が高くなります[46]。自然自己抗体がないとSLEの症状が加速するのです。SLEだけでなく、自然自己抗体の欠損によって動脈硬化（これもプーファが引き起こす自己免疫疾患）も引き起こされます[47]。

なぜ自然自己抗体（NAAbs）が炎症を抑えるのでしょうか？

それは自分の死滅した細胞（ゴミ）を素早く掃除するからです[48]。「抗体」というとエールリッヒによる病原体への魔法の弾丸のイメージがありますが、本来はこの自然抗体のようにゴミ掃除による形態形成維持作用なのです。

古いB細胞（B－1a細胞）およびその自然自己抗体（NAAbs）は、脊椎動物の形態形成維持にとって食細胞と同様に「ゴミ掃除」という必要不可欠な働きをしています。

このような自然自己抗体以外にも自己組織に反応するT細胞は血液中に循環していま す。それが無秩序に自己組織を攻撃しないように、胸腺との相互作用で成熟した制御性T細胞（Treg, regulatory T cell）がコントロールしています[49]。

自己免疫反応が本当に自己の組織を破壊してしまう自己免疫疾患では、このような生来持ち合わせている自己免疫反応機能が制御不能になった状態といってよいでしょう。

第3章

免疫学・病理学は「炎症」に集約される

1　炎症とは何か？

免疫学・病理学という学問は「炎症」に集約されます。なぜなら、炎症の過程にすべての免疫反応・病理像が詰め込まれているからです。

炎症という現象が歴史的にどう捉えられていたのかをまず見ていきましょう。

すでに紀元前に炎症の四徴候である「赤み、腫脹、熱感、痛み」がセルサス（Aulus Cornelius Celsus）によって記載されています。二世紀にはローマの外科医であるガレノス（Aelius Galenus）によって、炎症はダメージを受けた組織の修復過程であるという点（好ましい生体反応）が強調されました。そして、セルサスの炎症の四徴候に「機能喪失」を加えました[50]。

時代がくだり、十九世紀になると、病理学の父といわれるウイルヒョウ（Rudolf Virchow）によって、炎症部位にガン細胞が出現するという大変重要な事実が報告されました（さらにガン組織には炎症細胞が侵入している）。この事実からウイルヒョウは、

［図15］ 炎症の歴史

セルサス（Aulus Cornelius Celsus）
（c. 25 BC – c. 50 AD）
・炎症では必ず４徴候である「赤み、腫脹、熱感、痛み」(redness, swelling, warmth and pain）が見られる

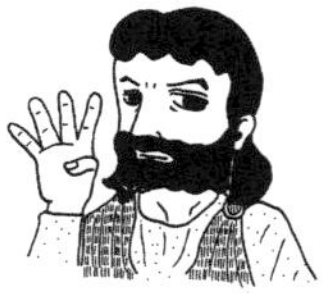

ガレノス（ Galen , Aelius Galenus, 2nd century AD, a Roman surgeon）
・ダメージを受けた組織に炎症が起こるのは治癒に向かう良い生体反応
・炎症には４徴候＋機能喪失で５徴候

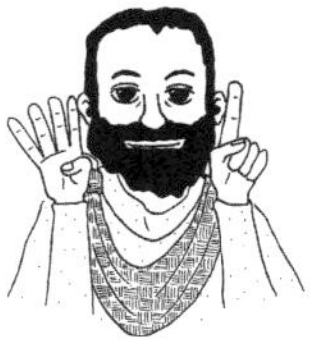

ウイルヒョウ（Rudolf Virchow, 1821-1902）
・炎症組織にガンが出現する（1863）
・炎症は治癒反応ではなく、病的過程

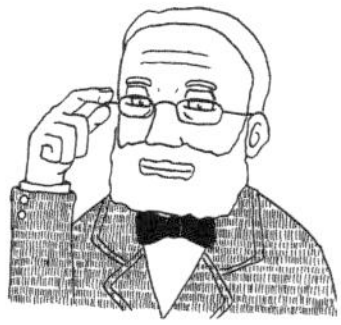

ドボウジャック（Dvorak 1937～）
・傷などの炎症の場で見られる変化（細胞増殖、血管新生、線維化、血管のリーク、血栓傾向、免疫細胞の集積）が同じくガン組織でも見られる。このことから、「ガンは治らない傷」と同じと喝破した。

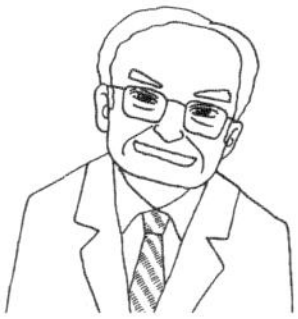

メチニコフ（Mechnikov 1845-1916）
・免疫システムは形態形成維持の一部のシステムに過ぎない。
・形態形成維持の中心は「食作用」

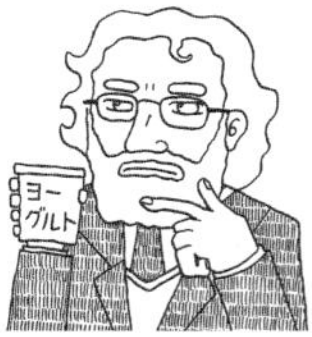

炎症は「病的過程」であるとしました[51]。炎症は組織の修復に必要な過程であるという見方が現代でも大半を占める中、炎症は病的反応であるという卓見は、ウイルヒョウの最大の功績だと思います。その理由は詳しく後述します。

二十世紀には、ドボウジャック（Dvorak）が「ガンは治癒しない傷」としました。つまり、ガンは炎症がいつまでも続く組織としたのです。実際に、発ガンと炎症は同じメカニズムです。細胞の増殖（細胞分裂）、血管新生、線維化、リーキーベッセル（血管漏出）、血栓傾向、白血球やリンパ球の損傷部位への侵入などが「ガンの場」（キャンサー・フィールド）と「炎症の場」のいずれの病気の場にも認められます[52]。

この炎症の歴史の中でも際立つ知見を唱えた人物がメチニコフ（Mechnikov）です。白血球の異物「食作用」で場を掃除するのが免疫の主作用であると唱えました（生命の形態形成維持には食作用が主役となっている。詳しくは後述）。これはエールリッヒ、ウイルヒョウらの「免疫は抗原抗体反応」であるという当時の認識をさらに拡張するものでした。

ちなみにメチニコフは、大腸内の細菌が作り出す腐敗物質こそが老化の原因であるとする自家中毒説を提唱しています。これは現代になって明らかになりつつある、病気の

[図16] 急性・慢性炎症の教科書的分類

Feature	Acute（急性炎症）	Chronic（慢性炎症）
発生時期	速：数分～数時間	遅：数週～数年
炎症部位の主役	主に好中球	単球／マクロファージ、リンパ球
組織のダメージ線維化	軽度で限定的	甚大かつ進行性
局所および全身の症状	顕著	軽度～中等度

場（シックネス・フィールド）を形成する「エンドトキシン（内毒素、グラム陰性菌の細胞壁成分、炎症を引き起こす主要物質）」の重要性を予言するものでした。

2 急性炎症の過程

従来の教科書では、炎症は急性と慢性に分類されています。急性炎症は数時間～最大三日間で治まりますが、慢性炎症になると治癒するまで数週間～数年を要します。上の表は教科書的なもので、後述するように、この分類ではもはや有効ではありません。

急性炎症を引き起こす誘因としては、感染、組織のダメージによる壊死《えし》、異物の侵入、過敏性反応などです。急性炎症では好中球、マクロファージや肥満細胞などの白血球系の細胞（貪食作用を持っているので食細胞とも

[図17] 炎症の場では浸出液が血管からリークする

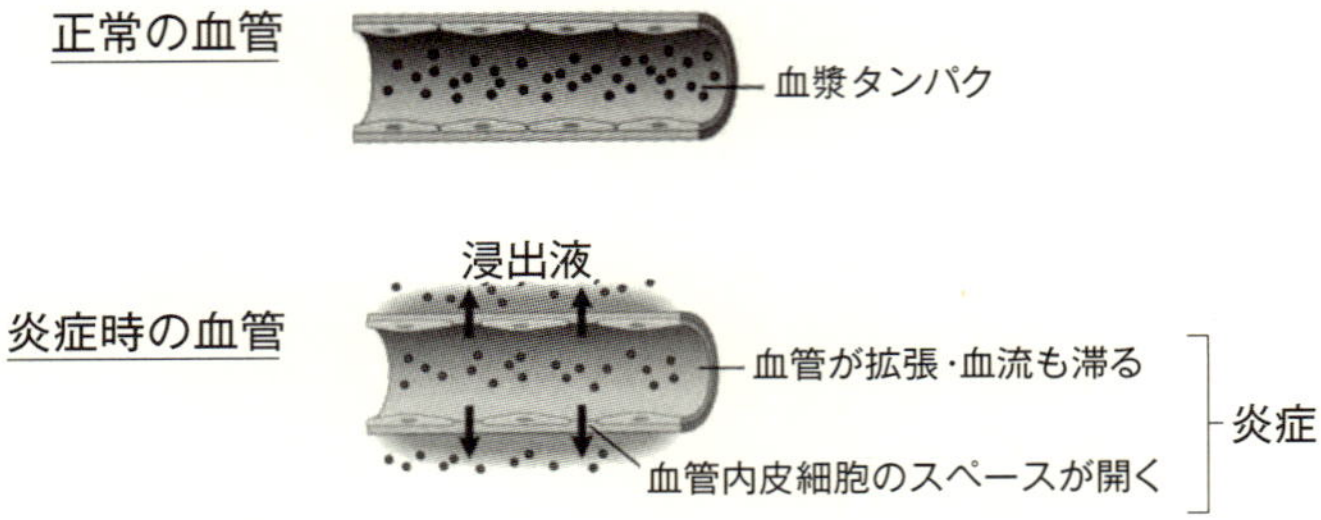

炎症の場では血管を裏打ちする血管内皮細胞間のスペースが開き、血管内から血管外へ浸出液がリークする。血漿タンパク質、白血球、赤血球が血管からリークして血管内から血管外へ移動。

言われる）から様々な炎症性物質が放出されます。最初に起こる変化は、これらの細胞から放出されたエイコサノイド（多価不飽和脂肪酸〈プーファ〉から産生される）を代表とする炎症性物質によって、炎症部位での血管拡張とリーキーベッセル（血管漏出、血管から血液成分が血管外へ漏れる）です。

これが炎症の四徴候の「赤み、腫脹、熱感、痛み」をもたらす原因です。リーキーベッセルを引き起こすのは、肥満細胞、好酸球などの脱顆粒で放出されるヒスタミン、ブラデイカイニン（bradykinin）、エイコサノイド（eicosanoid, Leukotriene ルーコリトライイーン）といった物質です[53]。リーキーベッセルによって血管内の血液が組織間質に漏れるた

[図18] 白血球が血管内から血管外の炎症部位へ集積

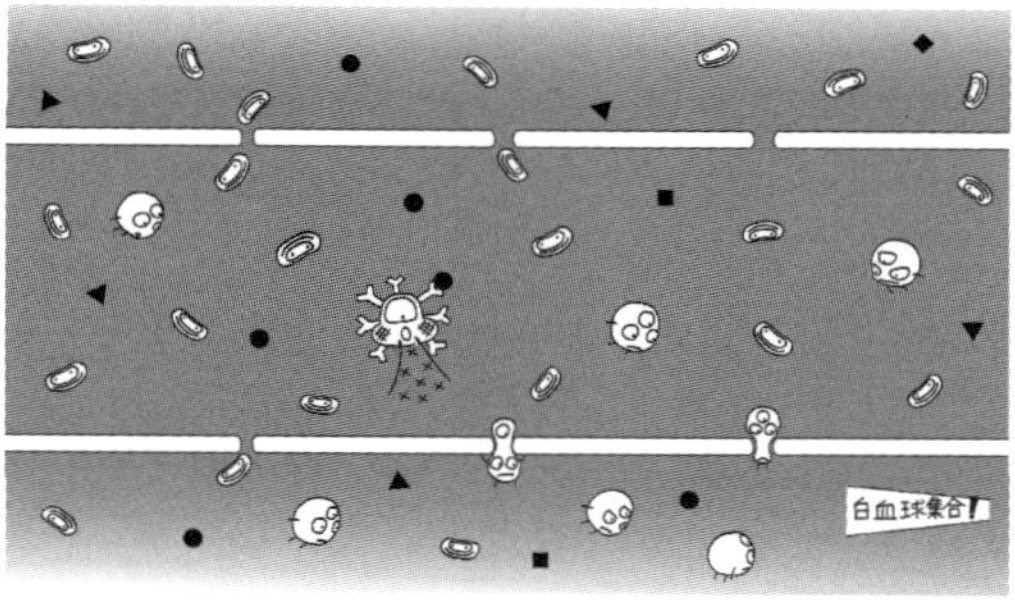

血液内を巡回するマクロファージなどの白血球が、血管の壁に接着。血管内皮細胞間のスペースから血管外へ移動し、炎症部位に集積していく。

め、浮腫《むくみ》が起こります。

血管拡張を起こすのは、これらの物質から誘導される一酸化窒素（NO）です[54]。血管拡張によって局所の血流量が上昇かつ血流速度低下のため、血液が粘稠《ねんちゅう》になります。血小板、肥満細胞などから放出されるセロトニンは血小板を凝集させるために、さらに血栓を作りやすくします。

急激なストレスが加わったり、ストレスが蓄積したりする状態になると浮腫《むくみ》が出やすくなります。それはストレスホルモン（CRH，副腎皮質刺激ホルモン放出ホルモン）が肥満細胞を活性化して血管拡張、リーキーベッセルを引き起こすからです[55]。

この急性炎症の過程では、リーキーベッ

セルが起こるために白血球の血管内から炎症部位への移行が同時進行で起こっています。急性炎症の終末では、ダメージを受けた組織の修復が行われます。しかし、糖のエネルギー代謝が回っていないと、組織修復に失敗するか、いわゆる慢性炎症状態に移行します。この場合の炎症の終末像は、線維化（組織の機能喪失）あるいはガン化になります。生命場のエネルギー代謝が回っていないと、急性炎症でも組織修復がうまくいかず、慢性化することになります。したがって、炎症を急性・慢性と分類することにあまり意味はありません。後述するように、炎症自体（急性炎症であっても）が〝病的〟反応と捉えなおす必要があります。

3　慢性炎症の特徴

慢性炎症の特徴は三つあります。それは、組織破壊、線維化、血管新生です。組織に炎症が継続すると、次第に組織が破壊されます。破壊された部位を補うものは本来であれば、幹細胞《かんさいぼう》です。糖のエネルギー代謝が回っている「場」であれば、幹細胞が破壊された組織に補充されて、組織の再構築を行います（これが治癒）。しかし、糖のエネル

[図19] 正常の肺と炎症が起こっている肺の比較

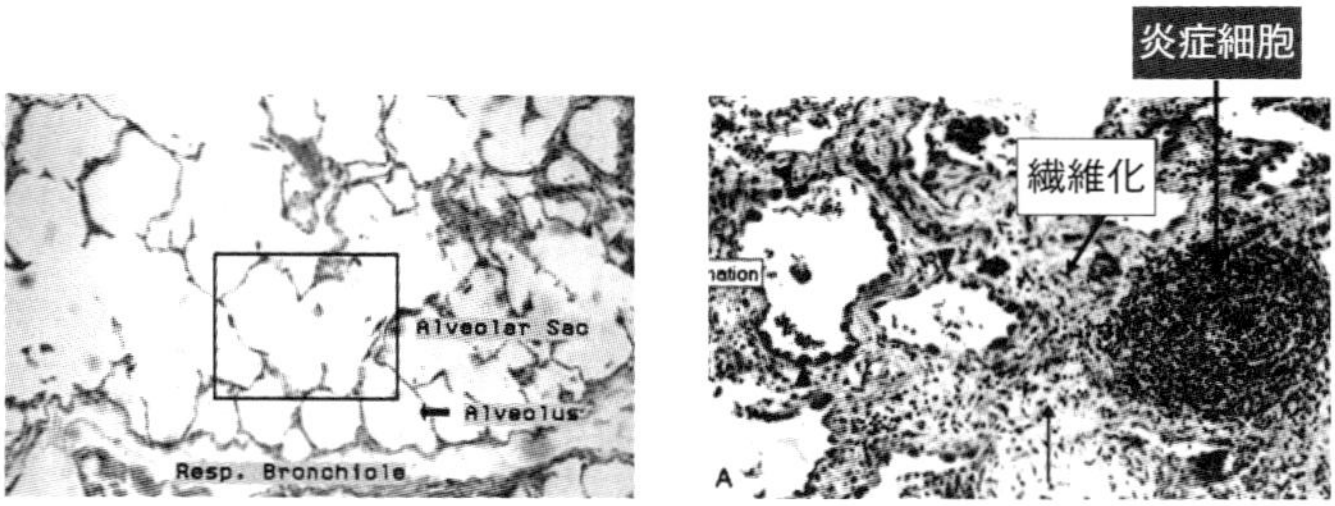

正常肺　　　　　　　　慢性閉塞性肺疾患(COPD)

炎症が起こっている肺(慢性閉塞性肺疾患)では、正常の肺胞の中に炎症細胞が集積している。またその周囲に線維化が起こっている。

[図20] 急性・慢性炎症を媒介する物質

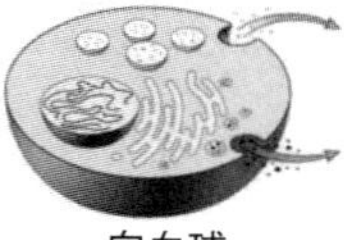

白血球

脱顆粒　　ヒスタミン(肥満細胞、好塩基球、血小板)
セロトニン(肥満細胞、血小板)

新たに合成して放出　　エイコサノイド(全ての白血球、肥満細胞)
血小板活性化因子(全ての白血球、血管内皮細胞)
一酸化窒素(マクロファージ、血管内皮細胞)
活性酸素・窒素種(全ての白血球)
サイトカイン(全ての白血球、リンパ球、血管内皮細胞)

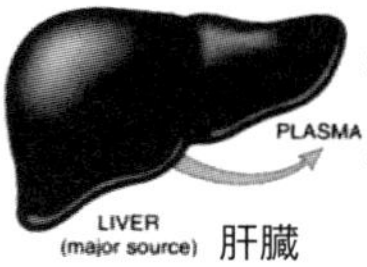

肝臓

補体　食作用活性化、細胞障害

XII因子 (ブラディカイニン, bradykinin)
(凝固／線溶系)

炎症の場では白血球、血小板、血管内皮細胞や肝臓から様々な炎症性物質が放出されている。

ギー代謝が回っていない場では、破壊された組織に線維化が起こります。これが皮膚のケロイドにみられるような瘢痕化《はんこんか》といわれるものです。ケロイドは皮膚だけでなく、全身の内臓や組織にも起こります。

さらに血管新生が盛んになります。炎症部位ではたくさんの白血球、リンパ球、血管内皮細胞などのたくさんの細胞が酸素を消費することによって低酸素になります。炎症部位の低酸素に対する生体防御反応として血管を新しく作って酸素需要を満たそうとします。炎症部位で活性化された白血球（マクロファージなど）は、ミトコンドリアでの糖の完全燃焼から糖の不完全燃焼（解糖系、発酵）へ移行します。これは低酸素や様々な炎症性物質（プーファ、NO）などの作用による変化です。

急性・慢性に関わらず炎症を媒介する物質の例を挙げます（図20）。

4 組織修復の失敗──線維化（fibrosis）

炎症で破壊された組織の修復が失敗すると線維化（fibrosis ファイブロースィス）で組織をカバーします。したがって、線維化では細胞・組織の機能が失われます。

線維化で主役となるのは、TGF-β1（transforming growth factor-β1）というサイトカインです。白血球だけでなく、血管内皮細胞など様々な細胞から分泌されます。線維芽細胞の増殖、細胞外マトリックスを形成するインテグリン（integrin）、ファイブロネクティン（fibronectin）、プロテオグライカン（proteoglycan）、コラーゲン（collagen）の産生を促進することで線維化を起こします。ちなみに、TGF-β1というサイトカインは、場によって炎症性にも抗炎症性にも作用します[56]。

正常の細胞外マトリックス（間質、細胞と細胞をつなぐ場）の形成に関しては、線維化と同じ過程を経ます。それには、コラーゲン分子などを細胞としっかり結合させるファイブロネクティンが必要です。動脈硬化巣などの炎症部位で発生する一酸化窒素（NO）によってできる活性窒素種（ペロキシナイトレイト）によって、ファイブロネクティンが変性します。そのため、血管の壁の組織（間質）形成がもろくなり、動脈破裂を来します[57]。

組織に線維化を引き起こす物質のトップバッターは「セロトニン」です。セロトニンはTGF-β1を誘導します[58]。セロトニンが大量分泌されるカルチノイド症候群では、心臓の弁、皮膚、肺の線維化を起こします[59]。セロトニンは、強皮症での全身の硬化病変でもコラーゲンやファイブロネクティンの過剰産生を引き起こします[60]。

その次に線維化に関わる物質は「エストロゲン」です。エストロゲンはファイブロネクティンを誘導します[61]。ピルを長期内服している人は真皮層が厚くなる（過剰な線維化）ことが分かっています[62]。プエラリア・ミリフィカ（pueraria milifica）のようなエストロゲンを含む安価なハーブがバストを大きくすると喧伝されていますが、これは、エストロゲンの真皮層の拡大と細胞増殖作用によるものです。

5 炎症とセロトニン、エストロゲン
——ホルモンと免疫の関係

セロトニンは線維化の他にも積極的に炎症に関わっています。肥満細胞、好酸球を炎症の場に誘導します[63]。また、マクロファージ、単核球、樹状細胞に作用して、炎症性サイトカイン（IL－1β、IL－6、IL－8、IL12p40、TNF－α）を誘導します[64]。

炎症部位では、アロマテース（アンドロジェンをエストロゲンに変換する酵素）が誘

［図21］エストロゲンが作用する免疫細胞と炎症に関連する遺伝子

免疫細胞	エストロゲンでオンになる炎症関連遺伝子
好中球	CINC-1,CINC-2β,CINC−3,TNFα,IL6,IL-1β
マクロファージ	NOS,NO,IL-6,TNFα
樹状細胞	L-6,IL-10,CXCL8,CCL2,TGFβ,IL23,IL-12
ヘルパーT細胞（Th1）	IFNγ
ヘルパーT細胞（Th2）	IL-4
制御性T細胞（Treg）	FoxP3,PD-1,CTLA-4
B細胞	Immunoglobulin,CD22,SHP-1,Bc1-2,VCAM-1

炎症の場ではエストロゲンは白血球、リンパ球に作用し、炎症性物質を放出させる（エストロゲンは炎症の場では炎症を悪化させる）。

導されるため、エストロゲン濃度が高まっています[65]。エストロゲンは、すべての免疫細胞に作用してサイトカイン、NO（一酸化窒素＝最強のミトコンドリア毒）などを放出させます。エストロゲンが作用する免疫細胞と炎症に関連する遺伝子の一覧を図21に示します。

エストロゲンは、マクロファージなどの白血球（従来の自然免疫系）には炎症性作用を及ぼします[66]。炎症の場ではセロトニン、エストロゲンは白血球、リンパ球に作用し、炎症性物質を放出させます。つまり、炎症を加速させる方に働きます。

しかし、エストロゲンさえも臓器、場によって抗炎症にも作用します[67]。ホルモンが炎症に及ぼす作用もコンテキスト依存（場による）と言えるのです。

6　なぜ初潮が早いひとに喘息が多いのか？

初潮が早い人に喘息が多いことや、生理前と生理の前半に喘息症状が悪化することが知られています[68]。

エストロゲンは炎症全般に関わるため、様々な病態の原因となります。特にエストロゲンが高値の場合は、ヘルパーT細胞がTh２に誘導されて、肥満細胞や好酸球の脱顆粒（ヒスタミン、エイコサノイド、セロトニンの放出）が起こります。そのため、初潮が早くて長期間エストロゲンに暴露されている場合や、生理前後のようにエストロゲン濃度が高くなる場合には、アレルギー疾患の代表である喘息がおきやすくなります。

大豆のアイソフラボン、ビスフェノールA、フタレートなどの暴露も同じくアレルギー疾患を引き起こすことが分かっています[69]。

[図22] 炎症の場での血管新生 (angiogenesis)

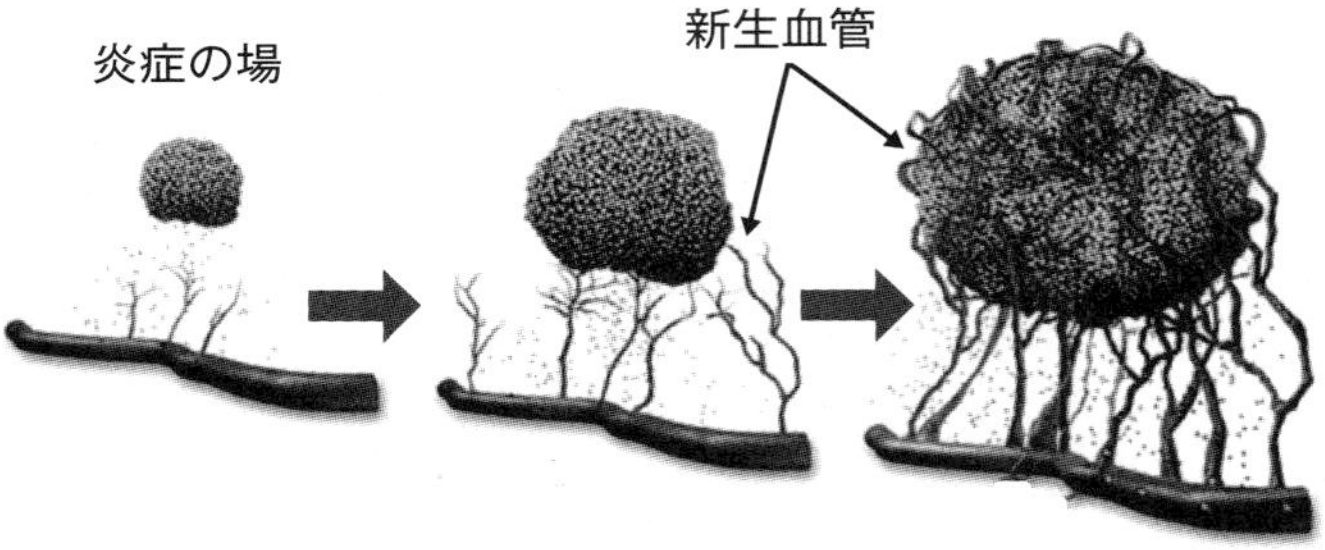

炎症の場が拡大するにつれて、炎症の中心部が虚血になるため、新しい血管を新生する (血管新生)。ガンも同じメカニズムで血管新生が起こる。

7 炎症では新しい血管ができる
―血管新生《けっかんしんせい》

炎症やガンの場では低酸素に対応するために必ず新しい血管が作り出されます。これを血管新生《けっかんしんせい》(angiogenesis) といいます。

血管新生に関わる二つの転写因子が重要です。それは、低酸素因子 (HIFs：hypoxia-inducible factors) とNF－κB (エヌエフーカッパービー) というタンパク質です。

組織に炎症が持続し低酸素状態になると、まず低酸素因子 (HIF) というタンパク質が活性化します。低酸素因子によって血管新生に関わる様々な物質が誘導されます。代表的な物質は、血管内皮増殖因子（VEGF, Vascular endothelial growth factor）、ストローマ細胞由来因子１（SDF-1, stromal cell-derived factor1）、サイクロオキシゲネース２（COX-2, cyclooxygenase-2）、血小板由来成長因子（PDGF, Platelet-derived growth factor）、ＩＬ－１β（インターロイキン１β）などです[70]。

一方、炎症や活性酸素・窒素種（ROS, RON）で活性化されるＮＦ－κＢも様々な血管新生に関わる以下のサイトカインを放出します。ＩＬ－６（インターロイキン６）、サイクロオキシゲネース２（COX-2）、腫瘍壊死因子アルファ（TNF-α）、マクロファージ炎症タンパク質２（MIP-2, macrophage inflammatory protein 2）、細胞間接着因子（ICAM, intercellular adhesion molecule）、血管細胞接着分子（VCAM, vascular cell adhesion molecule）、ケモカイン（CCL5）、誘導型一酸化窒素合成酵素（iNOS, inducible nitric oxide synthase）およびインターロイキン１β（IL-1β）などです[71]。

このように低酸素（低酸素因子）あるいは組織障害が起こる炎症（ＮＦ－κＢ）の場では必ず血管・リンパ管新生が起こります。これらの病気の場では、さらにマクロファージが血管新生を促すサイトカインを放出するＭ２タイプに変化します[72]。Ｍ２タイプのマクロファージは、様々な血管新生因子（VEGF, TNF-α, basic FGF（bFGF），

［図23］低酸素と炎症は相互依存関係

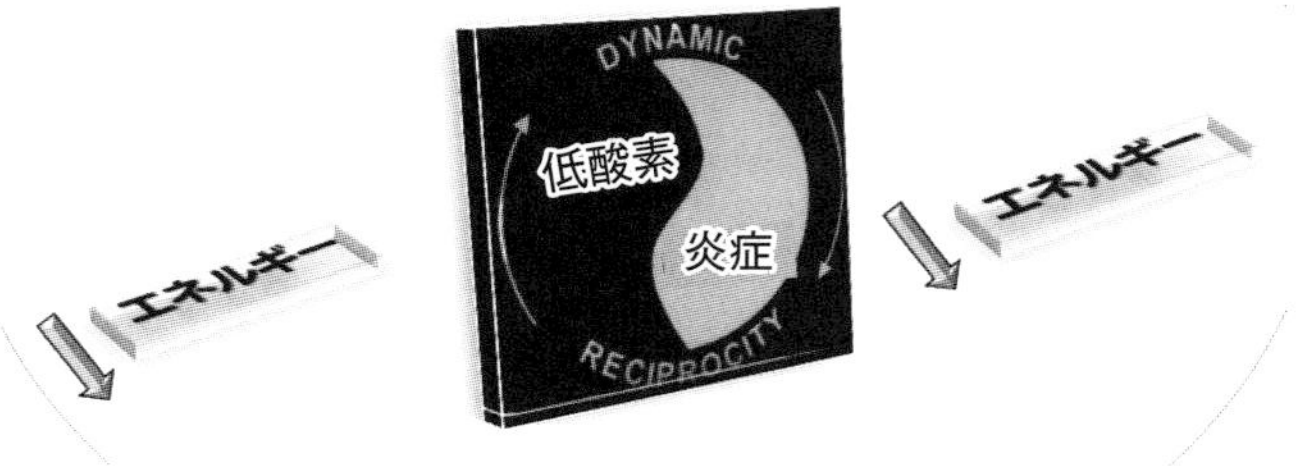

hypoxia and inflammation are interdependent

場のエネルギー代謝（糖のエネルギー代謝）が低下すると、場における炎症と低酸素反応が相互に加速する。特に炎症の場の中心部分は低酸素に陥りやすい。低酸素が進行すると、ミトコンドリアでの糖のエネルギー代謝が止まる。

IL-8, or insulin-like growth factor 1（IGF-1））を放出します[73]。また、炎症の場では好中球からも血管新生因子（Bv8, MMP-9）が放出されます[74]。

これらの血管新生因子でできる新生血管は脆くてリーキーな状態になっているため、そこから組織に炎症細胞が移行しやすくなっています。

8 低酸素と炎症は相互依存関係

低酸素因子（HIFs）とNF－κBは相互依存関係にあり、いずれかが活性化されると他方も活性化される関係にあります[75]。

長期の低酸素状態は炎症を引き起こし、慢

[図24] 炎症の場（ガン、自己免疫疾患）は組織内低酸素

	ガン組織	関節リウマチ	多発性硬化症
低酸素	≦5 ㎜ Hg (70-80 µm from vessel) ≦0.5 ㎜ Hg (≧150 µm from vessel) 0-2.5 ㎜ Hg (breast cancer) ↑	18-24mmHg ↑	9-20mmHg in EAE ↑
正常組織の酸素分圧	25-72 ㎜ Hg (depending on tissue)	40-70mmHg	35mmHg

自己免疫疾患（関節リウマチ、多発性硬化症）およびガンの組織内では正常組織と比較して著明に低酸素になっている。

性炎症になると低酸素を引き起こすため、低酸素と炎症は相互依存関係にあります[76]。

低酸素で誘導される低酸素因子（HIFs）と活性酸素・窒素種など炎症で誘導されるNF－κBは前述したように同じく相互依存関係にあり、いずれも血管新生を促します。

実際に炎症が原因となる自己免疫疾患やガンも組織内は低酸素状態になっています[77]。

低酸素になるとミトコンドリア（電子伝達系の複合体Ⅲ）では活性酸素・窒素種（ROS,RON）が発生します。この活性酸素・窒素種によって、低酸素因子（HIF）、NF－κBのいずれもが発現します[78]。同時に活性酸素・窒素種から、プーファ（多価不飽和脂肪酸）の自動酸化によってアルデヒドも発

[図25] 血管新生を促すプーファ（多価不飽和脂肪酸）

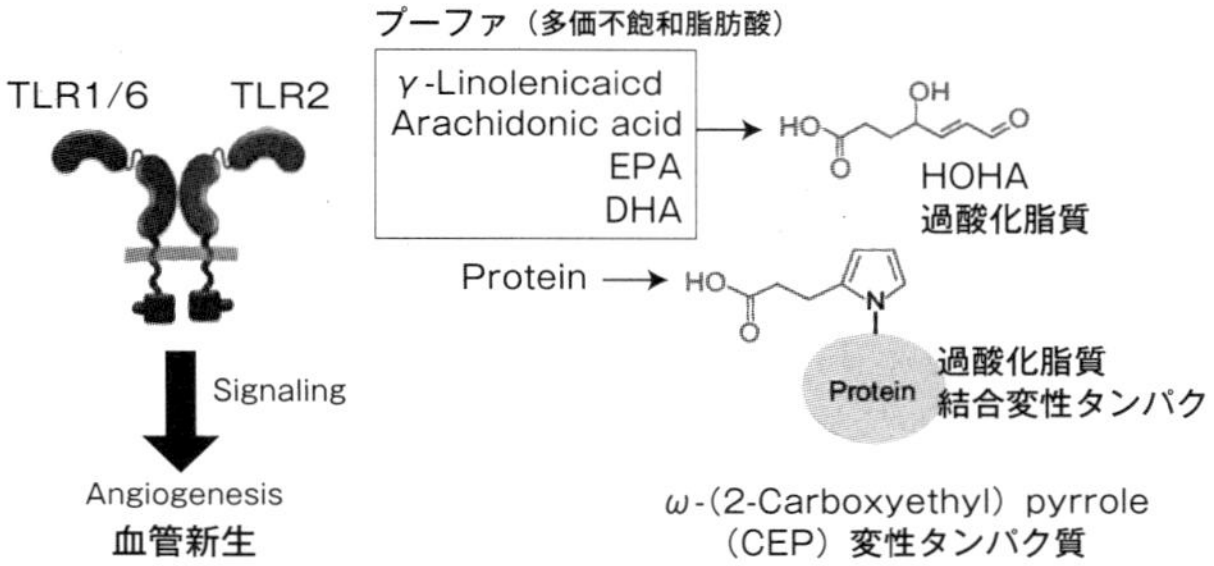

オメガ３系のリノレイン酸、魚油（EPA）、DHA、オメガ６系のアラキドン酸などから形成される過酸化脂質（HOHA）は、タンパク質と結合してCEP（ω-〈2-carboxyethyl〉pyrrole）という変性タンパク質（後述するゴミ〈mess〉にあたる）を形成。CEPはToll様受容体（TLR）に結合して血管新生を促す。

生します[79]。

9 血管新生を誘導するシックネス・サブスタンス

糖の不完全燃焼（発酵）では乳酸が産生されます。乳酸は、血管新生を誘導する二つの転写因子（低酸素因子およびＮＦ－κＢ）を活性化します[80]。

さらに乳酸は、マクロファージを血管新生作用のある（proangiogenic）Ｍ２マクロファージへ誘導します[81]。最終的に血管新生を行うシグナル経路（PI3K/Akt pathway）を刺激します[82]。

そしてプーファです。オメガ３系のリ

ノレイン酸、魚油（ＥＰＡ）、ＤＨＡ、オメガ6系のアラキドン酸などからできる過酸化脂質（ＨＯＨＡ）は、タンパク質と結合してＣＥＰ（ω-〈2-carboxyethyl〉pyrrole）という変性タンパク質（後述するゴミ〈mess〉にあたる）を形成します。ＣＥＰという変性タンパク質はＴｏｌｌ《トル》様《よう》受容体（ＴＬＲ）に結合して血管新生を促します。とくに脂質にＤＨＡが含まれる場合は、ＣＥＰができやすいことが分かっています[83]。

プーファを細胞内や血液中に遊離させるホスホライペースＡ２（PLA2s：Phospholipases A2）という酵素（細胞のリポリシス）は、直接マクロファージに作用して（受容体結合）、血管新生およびリンパ管新生（lymphangiogenesis）を促進します[84]。

その他の血管新生誘導物質としてストレスホルモン（ＣＲＨ、プロラクチン）、ストレス物質（ヘムオキシゲネース）があります。

炎症に関わる物質には、見事にシックネス・フィールド（病気の場）をつくるシックネス・サブスタンス（病気の場を作る物質）が勢揃いしています。炎症とは急性・慢性に関わらず、その過程（炎症→血管新生、線維化）そのものが〝病的〟反応であることを銘記しておきましょう。

第4章
免疫の新しいパラダイム

1 生体、細胞は〝ゴミ（debris & mess）〟が貯まるのを嫌う

私たちの体（心身）は、ゴミを嫌います。体に不要物が蓄積するとやがて生体毒に変化していきますが、これを解毒する肝臓の能力には一定の限界があるからです。八世紀頃から日本列島で遷都（都の移動）が行われたのも、一説には都周辺にゴミが蓄積し、その処理能力を超えたことが原因と推測されています。日常生活でも家の中に生ゴミが貯まると腐敗して、もはや悪臭で住めなくなりますが、これが生体内でも起こっていると考えていただけるとイメージしやすいでしょう。

これは細胞レベルでもまったく同じで、細胞は周囲の〝場〟にゴミが貯まらないように細心の注意を払っています。ゴミが細胞にとってダメージを与えるかそうでないかは、細胞自身によって判断されています。これを細胞の自己監視機構（self-surveillance）といいます[85]。

[図26] 生命体はゴミが蓄積するのを嫌う

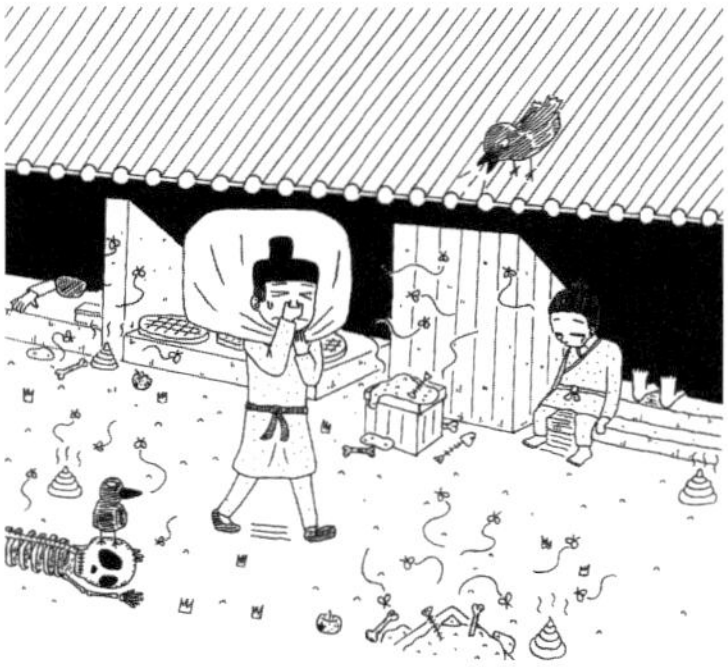

奈良時代の遷都もゴミ処理の問題であったという。生命場も同じく、
ゴミが散乱すると、バクテリア、ガン細胞などのエサとなるため、
病気の場に変化する。免疫システムの基本はゴミ処理である。

細胞にとって〝ダメージ〟というのは、具体的には細胞の〝場〟を荒らすかどうか、つまり健康の場を病気の場にしてしまうことを指します。たとえば、そのゴミが炎症を引き起こすことは長期的には生命場を病気の場に変えてしまいます。

このように私たちの体は、「自己(self)—非自己(non-self)」を見分けているのではなく、「ゴミが生命場にダメージを与えているかどうか」を見分けているのです。

生命場にゴミが散らかった状態、すなわち病気の場になると、長期的にはあらゆる細胞が死滅するか、生き残った細胞がガン化していきます。したがって、細胞は常に場がゴミを荒らすことに細心の注意を払っているのです。

それでは細胞はどうやってゴミを処理しているのでしょうか？

2 ゴミ掃除＝食作用（phagocytosis）

細胞レベルで〝ゴミ〟と判断されたものは、食作用（phagocytosis：ファゴサイトーシス）を持つ白血球系の細胞（単球、マクロファージ、樹状細胞、好中球、好酸球など）によって処理されます[86]。これらの食作用をプロとして行っている細胞以外にも、食作用を持つものに線維芽細胞、上皮細胞、血管内皮細胞、網膜色素細胞や精巣のサトリー細胞（sertoli cells）などがあります[87]。

食作用とは、文字通り〝ゴミ〟を食べることを意味します。食べられたゴミは白血球内で消化されて無害化されます。このようにゴミを食べて場を掃除する白血球のことを総称して「食細胞（phagocyte：ファゴサイト）」といいます。

様々なゴミに対して活性化した食細胞（phagocyte）は、ゴミを飲み込んで細胞内の

［図27］形態形成維持の中心は食作用

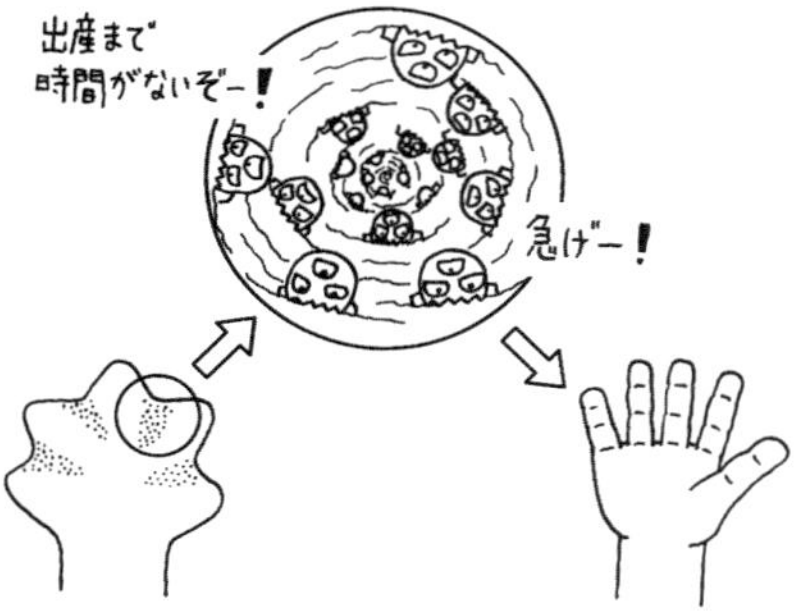

手の指も胎児期にはヒレのようにつながっているが、食作用によって指の間の組織が脱落して５本指が形成される（自然細胞死＝アポトーシスという）。このような形態形成時の場での食作用では炎症は起きない。

ゴミ処理場（phagolysosome：ファゴライソゾーム）で分解します。

例えば、私たちの手は五つの指がありますが、最初の発生段階では、スクーバダイビングやスキンダイビング、フィンスイミングなどで使用する足ヒレのように指は五つに分離していません。それが、指と指の間の細胞塊が食作用によってなくなることで五本の指が形成されていきます。このように成長して必要でなくなった細胞を処理していく過程を「アポトーシス」(apoptosis）と呼んでいます。これは細胞のプログラム化された自然細胞死の形です。

あるいは、私たちの血液中の赤血球の

寿命は約百二十日といわれています。寿命がきた老化赤血球あるいはダメージを受けた赤血球はどうなるのでしょうか？　機能が低下した赤血球は〝ゴミ〟として食細胞の食作用によって処理されます。もし食細胞の食作用の働きが低下すれば、ダメージを受けた老化赤血球から鉄が血液中に放出され、鉄の様々な毒性によって多臓器がダメージを受けます[88]。

環境の変化に対応して生命体の姿を形成・維持していくことを形態形成維持（morphostasis：モーフォステイシス）といいます。形態形成維持は、環境に適応して生命体の姿を発展・維持していく営みです。その形態形成維持の中心が食作用（ゴミ処理）なのです。

成人の体内の組織では毎秒百万個もの死滅した細胞（アポトーシス、自然細胞死）を処理しています[89]。自ら死を選んだ細胞（自然細胞死）は、自分を食細胞に見つけてもらうべく「ファインド・ミー（find me）」シグナルを放出します。この「ファインド・ミー」シグナル物質には、核酸（ATP、UTP）、ライソフォスファジルコラインlysophosphatidylcholine）やスフィンゴシン1－リン酸（sphingosine 1-phosphate）

[図28] 細胞の自然死（アポトーシス）

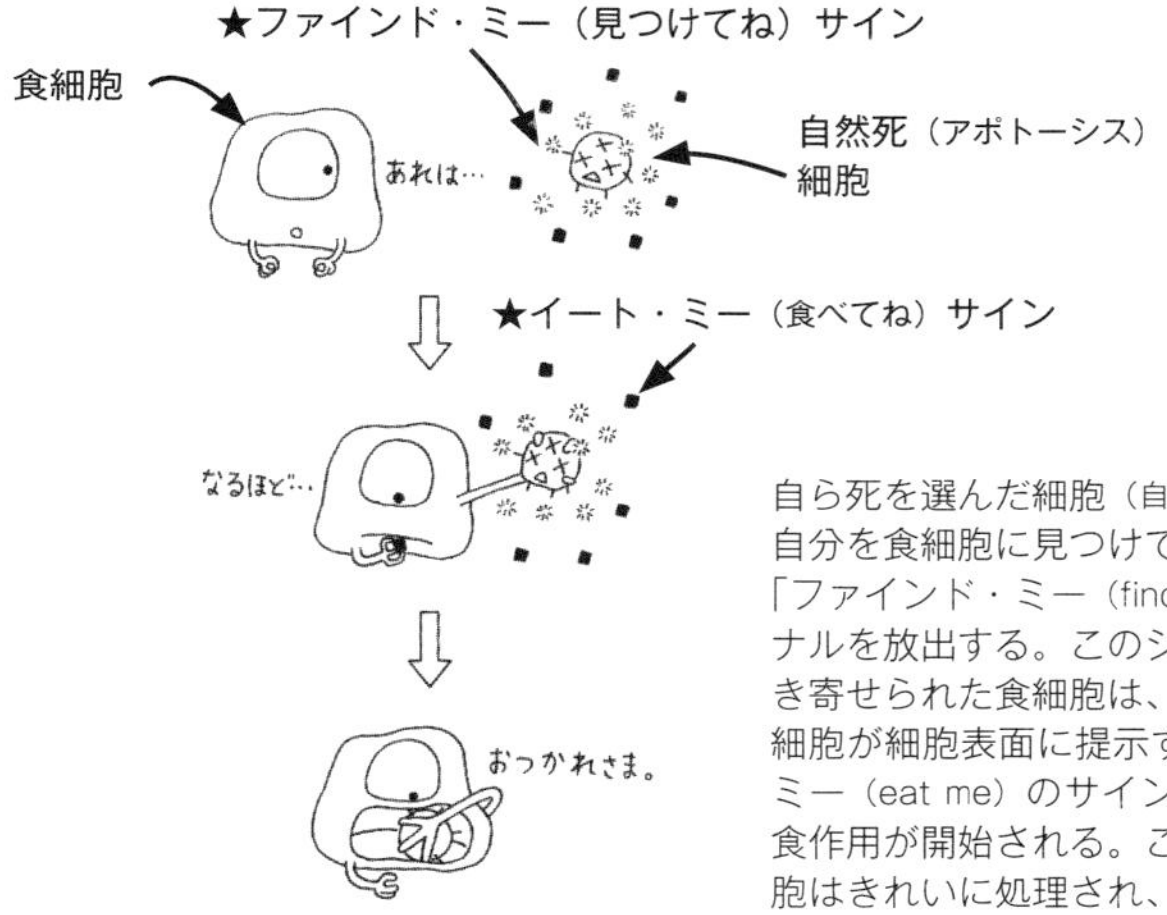

自ら死を選んだ細胞（自然細胞死）は、自分を食細胞に見つけてもらうべく「ファインド・ミー（find me）」シグナルを放出する。このシグナルに引き寄せられた食細胞は、今度は死滅細胞が細胞表面に提示するイート・ミー（eat me）のサインを認識し、食作用が開始される。この場合、細胞はきれいに処理され、炎症はない。

などがあります。

「ファインド・ミー」シグナルに引き寄せられた食細胞は、今度は死滅細胞が細胞表面に提示するイート・ミー（eat me）のサイン（phosphatidylserine：フォスファジルセリン）が出ます。このサインが食細胞に認識されると、食作用が開始されます[90]。

私たちの体内では日々このようにダイナミックな食作用という掃除のお蔭で死滅した細胞だけでなく、様々なゴミが処理されて生命場が回っています。現在では、この食細胞の食作用は「エフェロサイトーシス

[図29] 免疫は形態形成維持の部分現象にすぎない

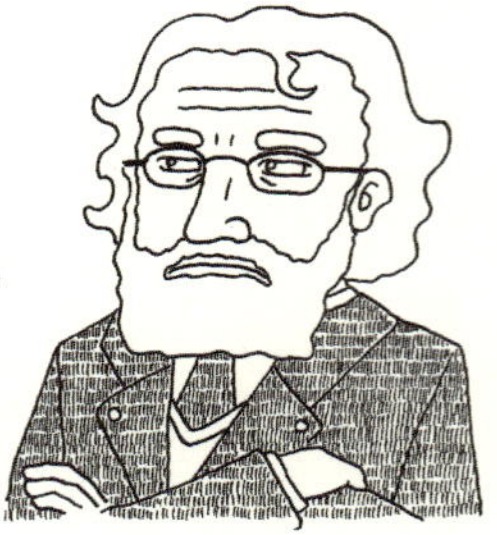

免疫（枝葉）は形態形成維持システム（木全体）の一部を切り取って取り出したものにすぎない。そして形態形成維持の中心は食作用（ゴミ掃除）である。
（＊形態形成維持：環境の変化に対して生命体の機能・構造を維持していくこと。）

(efferocytosis)」とも呼ばれています[91]。

3 「形態形成維持（morphostasis）」が最重要

現代のメインストリームの免疫学の基礎を築いたエールリッヒと同時にノーベル生理・医学賞を受賞した、メチニコフ（Mechnikov）というロシアの動物学者（zoologist：ズゥワラジスト）がいます。

メチニコフは、生命体の「形態形成維持」（morphostasis：モーフォスティシス）が最重要で、いわゆる免疫と呼んでいるものはその随伴兆候（side effect）にすぎないとしました。環境に適応して、生命体の形

［図30］オタマジャクシの変態も食作用

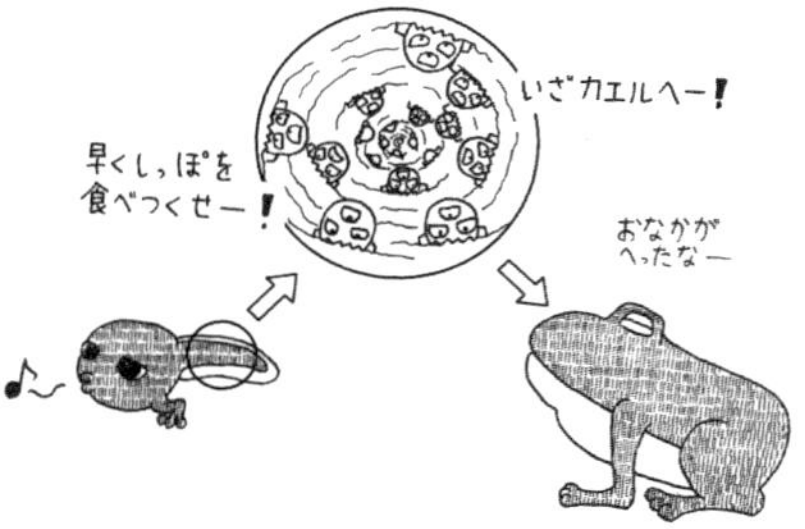

オタマジャクシのカエルへの変態も正常の形態形成時維持である。
オタマジャクシの尻尾も食作用で処理される。

態および機能を維持していくことこそが生命体の営みで、その中心はゴミ掃除（食作用）であるとしたのです。

しかし、メチニコフの業績は、ポリー・マットジンガー（Polly Matzinger）やジャミー・カンリッフ（Jamie Cunliffe）によってリバイバルされるまで、半世紀近く表舞台からは消え去っていました。もちろん、この記述を書いている二〇一八年の現在でも、免疫を生命体の形態形成維持（morphostasis）の部分徴候と見る〝ホリスティックな（＝統合された）見方〟（holistic view）は主流ではありません。

形態形成維持（morphostasis）の分かりやすい例は、オタマジャクシのしっぽです。カエルに変態する過程で、しっぽを食作用で処理します。私たちは成長の過程で必要なくなった自分の細胞・組織を食作用で処理しています。病原性を持つバクテリアなどを処理するのも、この形態形成維持の食作用を利用しているにすぎないので、免疫というシステムは形態形成維持（morphostasis）の営み全体の一部分が応用された景色を眺めていると考えると理解しやすいでしょう。

形態形成維持の基本単位は細胞です。私たちは受精卵という一つの細胞から多細胞に分裂して臓器が形成され、今の形になっています。この一つ一つの細胞が自分の状態を含めて周囲の細胞を監視しています。細胞同士はギャップ結合（GJ, gap junction）や細胞接着因子（CAM, cell adhesion molecule）と呼ばれるタンパク質で結合されています。細胞間は、ギャップ結合などを通じて、糖などの物質のみならず、電気信号などの情報のやりとりをしています（synchronization 同期、coherence コヒーレンス）[92]。

ここで、細胞の集団の中のひとつの細胞に変調が起こったとしましょう。この細胞は自ら、ギャップ結合などの周囲の細胞との結合を外して（undocking）、細胞集団から離れます。そして自決を選びます。こうやっていわば〝自殺死〟（アポトーシス）を選んだ細胞はその細胞成分が破裂して漏れ出ないように、食作用によって細切れにされて

［図31］自己（近隣）監視によって異常細胞は排除される形態形成維持

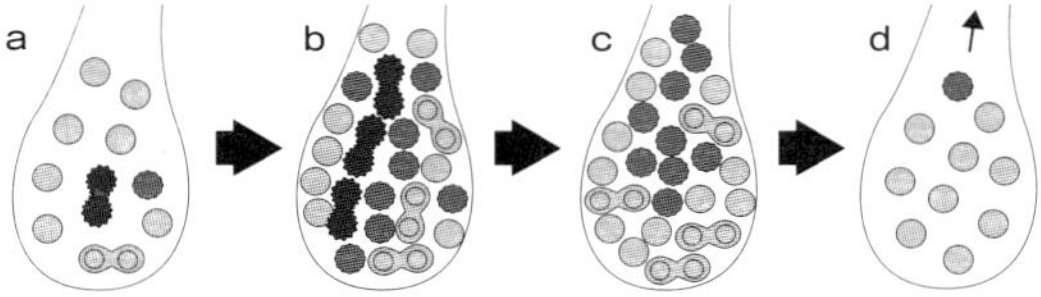

a. 毛包の正常細胞の中に増殖性の異常細胞を数個混ぜる
b. 遺伝子操作された異常細胞は 増殖を開始する
c. 正常細胞はそれに呼応して異常細胞を取り囲むようにして増殖
d. 正常細胞は異常細胞を追い出して生命場を維持する（=形態形成維持）

細胞に異常なサインが出た場合は、周囲の正常細胞の自己監視機能によって速やかに排除される。

食細胞あるいは近隣細胞にキレイに処理されます。

例えばマウスの毛包（表皮や毛髪を再生する正常の幹細胞が存在している）に、様々なガンを引き起こすことが分かっている遺伝子を導入した細胞（異常増殖する）を数個入れた実験があります[93]。こうして正常の細胞の中に異常増殖する細胞が混じっている状態にすると、遺伝子導入された細胞はしばらくの間は盛んに増殖するものの、時間が経過するにつれて退縮し、最終的に毛包の生命場からは排出されていきます。これはまさに細胞レベルでの自己監視あるいは近隣監視のメカニズムそのものです。

こうやって、細胞レベルで変調が起こった場合には、細胞自身の自己（および近隣）監視によってまず形態形成維持（morphostasis）がなされています。その次に重要な機構が形態形成維持の中心ともいえる食作用です。食作用では異常になった細胞のみならず、生命場のフローから排出される様々なゴミ（debris）を手際よく処理して生命場を維持しています[94]。

4 細胞内の形態形成維持――オートファジー（autophagy）

細胞内の小器官やタンパク質などの高分子も、日々新陳代謝されています。ダメージを受けたタンパク質や異常タンパク質、あるいはダメージを受けたミトコンドリア、ペルオキシソーム（peroxisome）などはゴミ（debris）と判断されて速やかに分解されて再利用されます[95]。

この細胞内リサイクルシステムを「オートファジー（autophagy：自食作用）」といいます。オートファジーは飢餓などのストレス下でも活性化します。機能の低下した分子をリサイクルして新しい材料として提供するのです。たとえば、異常なタンパク質をオートファジーによって完全にアミノ酸レベルに分解すれば、そのアミノ酸は新たなタンパク質を作る材料になります。また、細胞内に侵入したバクテリア、ウイルスなどもゴミとして処理するのもオートファジーの働きによります[96]。

オートファジーの機能がダメージを受けるとβアミロイドなどの異常タンパクが神経細胞内に集積します。これはアルツハイマー病を引き起こします[97]。このように細胞内外のゴミは速やかに処理されて形態形成が維持されています。

細胞内ゴミ処理をするために、オートファジーでは炎症をオン（その後のリンパ球系の反応を引き起こす）にするような反応は抑えられています（後述するインフラマソームという細胞内アンテナの不活性化）[98]。しかし、オートファジーでも不完全な場合は、ゴミ（mess）が蓄積する結果、炎症を引き起こす（後述するインフラマソームという細胞内アンテナの活性化）ことになります[99]。

5　なぜゴミを放置しておくといけないのか？

私たち多細胞生物にはたくさんのバクテリアやウイルスが共存しています。私たちの全細胞数は約三〇兆個（二〇－三〇歳男子、七〇kg、身長一七〇cmの場合）、共存するバクテリアの数はそれを上回る約三九兆個とされています[100]。

私たちは単細胞時代からこれらのバクテリアとは競争関係にあったと考えられています。その証拠に無脊椎動物から私たち哺乳類に至るまで、食細胞（マクロファージ、好中球、樹状細胞）にはＴｏｌｌ様受容体（TLR, Toll-like receptor）というアンテナがあります。この食細胞のアンテナは、今では様々な物質に反応することが分かっていますが、元々バクテリアやウイルスの成分に反応するものとして発見されました[101]。バクテリアやウイルスが侵入してくると、食細胞のこのアンテナが反応して細胞内に取り込みます（食作用）。

アメーバ（ameba）やテトラヒメナ（tetrahymena）などの単細胞は、外来の微生物や栄養を食作用で飲み込みます。私たちの食細胞という単細胞も、これらの単細胞の食作用と同じ仕組みを持っています（哺乳類では、食細胞によって取り込まれて分解されたバクテリアやウイルス成分によってリンパ球〈ヘルパーT細胞〉が活性化されます）。

多細胞生物となった私たちでもバクテリアなどの微生物との競争関係は変わりません。私たちの体内で共生している三〇兆個以上の微生物（commensal or saprophytic micro-organism）は病原性を持たない、つまり炎症を引き起こしません。しかし、侵入してきて炎症を引き起こすような微生物（結核菌など）とは競合関係になります。

競合関係とは、具体的に栄養の奪い合いのことをさします。ここで問題になってくるのがゴミ（debris）です。ゴミは細胞や間質組織の破片です。これらの破片は、侵入してきた微生物から見ればよだれが出るようなタンパク、糖や脂肪などで構成された栄養素です。したがって、ゴミが生命場に散らかっていると競合関係にある微生物という〝敵に塩をあげる〟事態になりかねません。

結核菌などの肺感染で激しい炎症が引き起こされますが、この炎症で破壊された細胞や組織のゴミは早速、結核菌のエサになるのです。激しい炎症を引き起こすのは、まさに生命場からエサを徴収する微生物の戦略といってもよいでしょう。

実験室では、有機物（タンパク質、脂質、糖）の肉片を粉々にしたもので培養液を作り、それを寒天培地に加えます。そこにバクテリアなどの微生物を撒いて体温近くで培養すると繁殖させることができます。また、夏場に生ごみを室温で放置するとすぐに腐敗臭がします。これはまさに体の中（体温）で微生物がゴミをエサにするのと同じ状況です。

私たちの生体内では（植物でも）、多くの微生物が容易に栄養にありつくことはできません（したがって、多くの微生物は動植物が死滅するまで待つ必要がある。死体は腐敗菌のエサになる）。糖尿病や免疫抑制状態（オメガ3やステロイド投与、エイズ）などが危険な理由は、生命場（この場合間質）に糖、遊離脂肪酸（糖尿病）、鉄などの栄養素が浮遊していたり、免疫抑制状態（食作用低下）になったりすることによって、エサとなるゴミ（debris）が散乱することで侵入微生物の増殖に願ってもない環境を作るからです。

黄色ブドウ球菌や結核菌などのバクテリアは、シデロフォー（siderophore）という強力な鉄結合タンパク質を持っています。このタンパクは私たちの血液中のヘモグロビンやトランスフェリンといった鉄結合タンパク質から鉄を奪《と》る力があるくらいですから、鉄が血液中や間質などの生命場に散乱している状態はバクテリア（あるいはガン細胞）の増殖を容易に加速させます[102]。結核菌などはホスト（宿主）のケトン体（酢酸）や脂肪酸（プロピオン酸）を横取りすることにも長けています[103]。

したがって、そのような状況でゴミ（debris）というおいしいエサが散らばると一挙に微生物が増殖することになるのです。それも激しい炎症を引き起こしてさらにゴミを出させてエサを作ります。このような激しい炎症が起こったときのゴミはダメージを与えるゴミとして認識されるのです。同じゴミでも日常のエネルギー代謝によって排出されるゴミは「デブリス（debris）」と表現しますが、炎症によって細胞が破裂したり、間質が分解されたりするような病的状態で産生されるゴミを「メス（mess）」と呼んで区別します。「メス（mess）」は炎症を引き起こすので「炎症ゴミ」と呼んでもよいでしょう。

この形態形成維持が破綻した状態で放出されるゴミ（mess）は、後述するようにアレルギー疾患、自己免疫疾患、ガンなどを引き起こします。

感染して機能を失った好中球などもゴミ（mess）として他の食細胞（マクロファージ）の食作用によって処理されます（その逆、機能不全のマクロファージが好中球に処理されることもある）。この機能不全の食細胞のゴミ（mess）処理に失敗するとエイズなどの免疫不全やSLEなどの自己免疫疾患を引き起こすことも報告されています[104]。

いずれのゴミ（debris & mess）も食作用によって掃除することは、侵入微生物の増殖や炎症を防ぐという生命体の形態形成維持で最重要になってきます。

6 プーファ（多価不飽和脂肪酸）が危険な理由

さらに細胞内においてもゴミ（mess）を放置しておくと致命傷になります。プーファ（多価不飽和脂肪酸）などによってダメージを受けたミトコンドリアを放置しておくと、過剰な活性酸素・窒素種（ROS、RON）が細胞内に放出されます。これによって、細胞内の炎症をオンにするアンテナが活性化し、炎症性物質を生命場にばら撒く結果になります[105]。プーファ（オメガ3&オメガ6）は、ミトコンドリアの電子伝達系での電子（糖から取り出した）のフローをせき止めてしまいます[106]。

電子のフローが細胞内のミトコンドリアで止まるとどうなるでしょうか？

細胞内に電子が渋滞して蓄積してきます。「電子のゴミ」が細胞内に蓄積するのです。電子のゴミは、ミトコンドリアが機能不全に陥っているために、酸素と無秩序に反応して、活性酸素・窒素種を形成します。これが細胞内鉄と反応します。これをフェントン反応といいますが、最終的に最も反応性が高いハイドロキシラジカルを形成します。ハイドロキシラジカルはプーファと反応して、生命場の息の根を止める過酸化脂質（アルデヒド）を大量に発生させます。

ある種のバクテリアは電子をダイレクトにエネルギーに変換することができます[107]。ミトコンドリアもその起源は同じバクテリアですから、電子をＡＴＰというエネルギーに変換できる小器官です。電子がゴミになって散乱しないように細胞内の電子の掃除をしていると言えるかも知れません。

つまり、細胞内のミトコンドリアが機能不全に陥ると、電子というゴミが細胞内に散乱します。散乱した電子はその細胞を破壊するだけでなく、破壊された細胞から散乱したゴミ（mess）がさらに周囲の生命場に悪影響を与えます。したがって、ミトコンドリアに決定的なダメージを与えるプーファは形態形成維持の面からも最大の慢性病の原因といって過言ではありません。

7 炎症は〝病的〟反応

従来の欧米の免疫学、病理学などの教科書には、炎症を急性と慢性に分けています。炎症とは、前述したように熱感（heat, warmth）、赤み（redness）、腫れ（swelling）、痛み（pain）の四徴候を示しますが、ダメージを受けた組織を修復するためには急性炎症が必要だと説いています。つまり、形態形成維持（morphostasis）には炎症が付き物であるという仮説です。

これはメチニコフの時代の発生学から見た「形態形成維持（morphostasis）」という生命の中心システムからはかなり逸脱した考えです。前述したように、形態形成維持では、細胞の自己・近隣監視機構や食作用によって、つねにクリーンに保たれています。このときに、炎症が引き起こされることはありません。あくまでも炎症は、このような形態形成維持機構がゴミ（debris）の貯まるスピードに追い付かないときに、あるいは、ダメージを引き起こすゴミ（mess）が蓄積した場合に引き起こされるのです。

唯一の例外は女性の生理周期に起こる排卵と月経です。この二つの現象では、私たちの体は意図的にエストロゲンという炎症を引き起こすホルモンを大量に産生させます。それは排卵（卵胞の膜を破って卵子が出る）および子宮内膜の脱落を炎症によって起こすためです。しかし、このときでさえも炎症はコントロール下にあり、暴走することはありません。なぜなら、炎症を止めるコルゾールも同時に分泌することで炎症をコントロールしているからです。

急性炎症でもエネルギー代謝が低下していれば、組織修復は成功せずに、ダメージを受けた組織（細胞）は失われます。そしてその部分はコラーゲンなどの線維に置き換えられてしまいます。これを「線維化」(fibrosis) といいます。線維化は細胞・組織の機能が失われるのですから、〝病的〟な現象です。

肝硬変という肝細胞ガンになる手前の病態がありますが、これも肝臓の形態形成維持が失敗し、炎症が引き起こされることで肝臓の細胞の多くが失われた結果、その部分が線維に置き換えられた状態です。

したがって、皮膚のケロイドや肝硬変をはじめとした組織の線維化は、形態形成維持が失敗した結果の一形態として捉えなくてはなりません。

8 「毒をもって毒を制す」——ワクチンの原理

ワクチンの種類は、大きく三つに分類できます。

・生ワクチン (live attenuated vaccine：弱毒化生ワクチン)
・不活性化ワクチン (inactivated vaccine)

・ＧＭワクチン

これ以外にもペプタイド、ナノ粒子などを使用したワクチンもありますが、いずれのワクチンにおいてもその基本原理は、「炎症という〝病的〟状態を人工的に作り出す」ことです。

生ワクチンは微生物をそのまま接種するものです。生ワクチンには、麻しん風しん混合（ＭＲ）、おたふくかぜ、水痘、ＢＣＧ（結核）などがあります。以前はポリオも生ワクチンが使用されていましたが、それによって小児麻痺が多発したこともあり、現在では使用されていません（不活性化ポリオワクチンを使用）。そのままの微生物を注射すると感染を引き起こすだけですので、実際は少し病原性を低下させる弱毒化させた生ワクチン（live attenuated vaccine：弱毒化生ワクチン）が使用されています。生ワクチンは食細胞やリンパ球の免疫記憶をかなりの長期間維持できる特徴があります。場合によっては、一生免疫記憶が持続する終生免疫を得られることもあります。

しかし、生ワクチンはやはり微生物そのものを使用しますから、ワクチン自体による感染の危険性があります。その感染リスクを減らすために病原体とされているウイルスやバクテリアを死滅させた不活性化ワクチン（inactivated vaccine）も使用されています。毎年接種しているインフルエンザワクチンは、この不活性化ワクチンです。この他、不活性化ワクチンには、ジフテリア・百日咳・破傷風・ポリオ（DPT-IPV）、日本脳炎、B型肝炎ワクチンがあります。

不活性化ワクチンは生ワクチンより安全性の面では上回りますが、不活性化ワクチン（死滅させた微生物）そのものだけでは接種しても炎症を引き起こすことができません（ゴミ〈debris〉として速やかに処理される）。かといって、生ワクチンを接種するのはポリオワクチンの惨禍（ポリオ生ワクチンの接種によって小児麻痺が多発した）に見られるように、ワクチンの投与によって感染症を引き起こしかねません。

そこで登場するのがアジュバント（adjuvant）とよばれる免疫賦活剤です。不活性化した病原微生物の構成成分に炎症を引き起こす物質を足すという戦略です（これらの炎症を引き起こす物質を現在ではマンプス〈MAMPs〉、ダンプス〈DAMPs〉と呼んでいる。詳しくは後述します）。ここで大切なことは、食細胞を炎症で活性化させることです。なぜなら、リンパ球の免疫記憶、あるいは食細胞の免疫記憶を作るにはまず食作用の活性化が必要だからです[108]。

[図32] エンドトキシンは強力な炎症作用を持つ

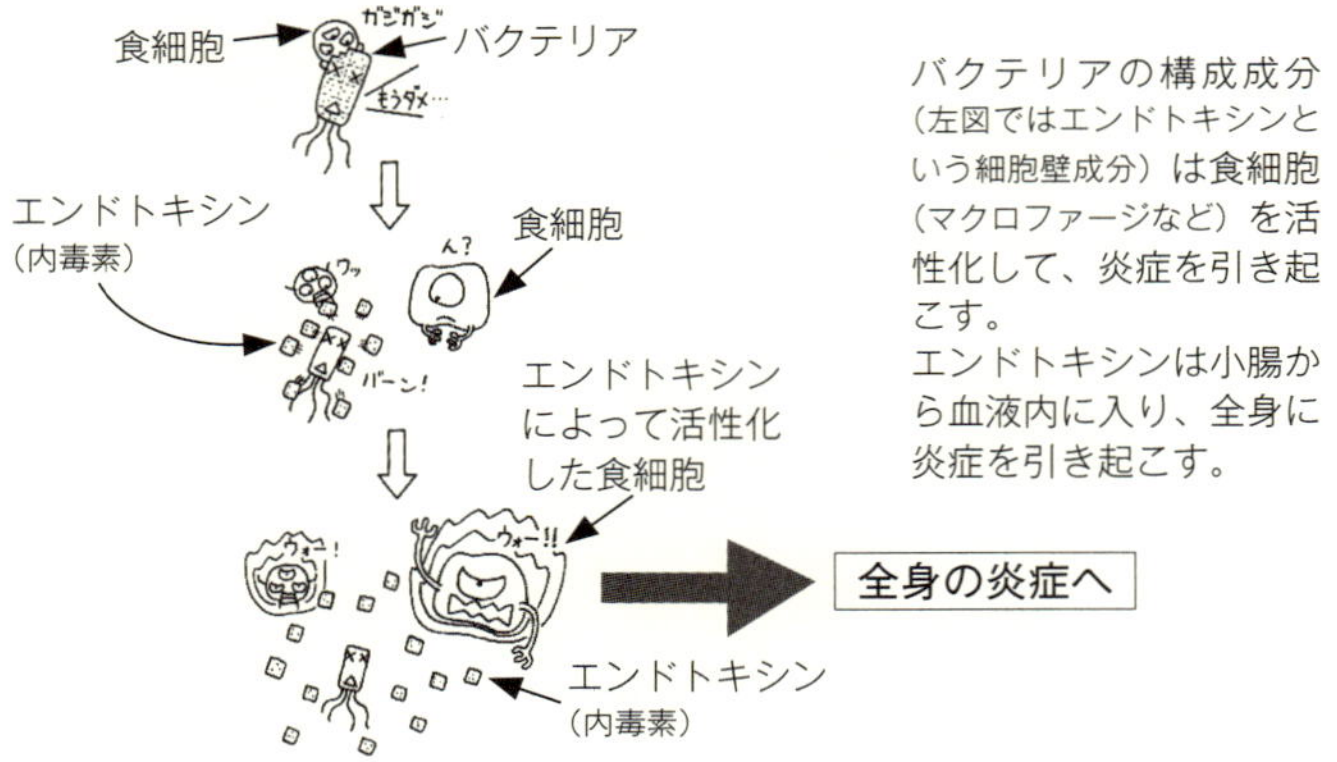
食細胞
ガジガジ
バクテリア
もうダメ…
エンドトキシン
（内毒素）
食細胞
ん？
ワッ
バーン！
エンドトキシンによって活性化した食細胞
ウォー!!
全身の炎症へ
エンドトキシン
（内毒素）
バクテリアの構成成分（左図ではエンドトキシンという細胞壁成分）は食細胞（マクロファージなど）を活性化して、炎症を引き起こす。
エンドトキシンは小腸から血液内に入り、全身に炎症を引き起こす。

まずアジュバントとして白羽の矢が立ったのが、「エンドトキシン（内毒素、LPS, lipopolysaccharide)」です。エンドトキシンはグラム陰性菌に分類されるバクテリアの細胞壁成分です。本来はバクテリアが攻撃を受けたときに放出される毒素です。エンドトキシンはマクロファージなどの食細胞のアンテナ（総称して「パターン認識受容体、PPRs, pattern recognition receptors」という。この場合はその中のＴｏｌｌ様受容体）と反応して炎症を加速させる重要な物質です（シックネス・サブスタンス）。病気で命を落とす敗血症という重症感染症もエンドトキシンによるものです。

このエンドトキシンをアジュバントとして使用すれば、食細胞を刺激して炎症を引き起こすことは確実なので、一九五〇年代のワクチンに使用されていました。しかし、エンドトキシンは全身に炎症を引き起こすという重篤な副作用を伴ったために、アジュバントとしてエンドトキシンそのものを使用することはなくなりました[109]。その後、エンドトキシンを人工的に改良して、炎症を引き起こす程度を軽くした（免疫原性を低下させた）物質が使用されるようになりました[110]。

これらのエンドトキシン類似物質（monophosphoryl lipid A, glucopyranosyl lipid A）は、食細胞のＴｏｌｌ様受容体に作用して炎症を引き起こします[111]。現在、ワクチンで使用されているエンドトキシン以外のアジュバントには、水酸化アルミニウム（alum）、スクワレン乳液（MF59, AS03）、サポニン（QuilA，QS21）などがあります[112]。日本の不活性化ワクチンの大半にアルミニウムが入っています。

日本のインフルエンザワクチンに使用されているアジュバントは、ススクワレン乳液（MF59, AS03）です。このアジュバントは、動物実験ではＢ細胞が抗体産生を加速させる種々のサイトカインを放出させることが確認されています[113]。インフルエンザウイルスワクチンは筋肉注射しますが、そのときにこのスクワレン乳剤（ＭＦ59）は、筋肉細胞からＡＴＰを放出させます。細胞内のＡＴＰが細胞外に出るとパトロール役の食細胞に危険信号（ゴミ〈mess〉）として受け取られ、炎症反応を引き起こします[114]。さらにこのスクワレン乳液に含有されている乳化剤がポリソルベート80（polysorbate 80）です。もしこの乳化剤を含むワクチンを経口接種した場合は、腸のバリアが破壊されます（「リーキーガット」という）。この状態では腸内に存在する毒性物質、とくにエンドトキシン（内毒素）がバリアをすり抜けて血液内へ入ることで全身の慢性炎症を引き起こします。これが肥満、糖尿病、メタボリック・シンドローム、あるいは大腸がんを引き起こします[115]。ポリソルベート80が血管内に入ったときにどのような事態になるのかという詳細な研究はいまだに報告されていません。

これらのアジュバントを組み合わせて不活性化した病原微生物に加えて作製したワクチンは、インフルエンザワクチン、子宮頸がんワクチン（ＨＰＶ）、肺炎球菌ワクチン、Ｂ型肝炎ワクチン、ＤＰＴワクチン（ジフテリア、百日咳、破傷風）、マラリアワクチンなどに使用されています[116]。

広く用いられている不活性化ワクチンとは、病原微生物そのものの感染力（炎症を引き起こす力）はありませんが、そこに毒性の強い重金属などの物質をアジュバントとして添加することでゴミ（mess）を生命場にばらまいて人工的に炎症を引き起こす手段です。まさに「毒をもって毒を制す」アプローチです。

これで免疫記憶ができるかどうかは、個人の生命場にどれだけ炎症を引き起こせるかにかかっています。免疫記憶ができれば、次に感染したときに速やかに対処できるために炎症の程度を軽減できる、つまり症状が軽くなる（うまくいけば症状を出さずに済む）ことが期待できます。しかし、後述するようにこのような望む結果だけが得られるとは限りません。

9 ワクチンの危険——重金属はゴミ（mess）を作る

前述したように、現在、日本で使用されている不活性化ワクチンに添加されるアジュバントは、ほとんどアルミニウムという軽金属を含んでいます。みなさんが心配されているワクチンに添加されている重金属である水銀（チメロサール〈thimerosal, サイメラソゥ：エチル水銀チオサリチル酸ナトリウム〉）は、ワクチンを開封後に細菌汚染から防止する目的として殺菌・防腐剤として添加されています。

しかし、水銀自体が炎症を引き起こすことは意図的に見逃されています。動物実験ではすでにチメロサール（エチル水銀）が炎症を引き起こし、自己免疫反応を起こすことが報告されています[117]。チメロサールはミトコンドリアにダメージを与えるため[118]、生命場の形態形成維持に重大な影響を与えます。

さらに米国において一九九一～二〇〇一年の十年間にチメロサール（エチル水銀）を添加したB型肝炎ウイルスワクチンの三回接種を受けた乳幼児は、チメロサールを含まないB型肝炎ウイルスワクチンの接種を受けた乳幼児より有意に自閉症になるリスクが高まることが報告されました[119]。この疫学的調査では自閉症に最も影響を与える性別、人種、社会経済的状態といった他の要因を調整しています。そして、B型肝炎ウイルスワクチンだけでなく、同じようにチメロサール（エチル水銀）を添加したヘモフィルス-インフルエンザb型菌ワクチン（乳幼児の髄膜炎の原因となる）でも同じく発達障害のリスクが有意に高くなることが報告されています[120]。

このような疫学的調査は一般的に相関関係しか示唆できません（因果関係は証明できない）。しかし、多くの動物実験やメチル水銀によるヒトの水俣病の発生などを総合すると、チメロサール（エチル水銀）は容量依存で（接種する量が多くなるほど）神経障害を起こすことはかなり「黒」に近いといえるでしょう[121]。

メチル水銀は水俣病（神経障害）の原因になった物質ですが、エチル水銀と同じ有機水銀で、ほぼ性質は同じです。メチル水銀などの有機水銀は細胞の小胞体にストレス（小胞体ストレス、ER stress）を与えます[122]。小胞体ストレスは食細胞などの細胞内のアンテナ（この場合はインフラマソームという。詳しくは後述一八一ページ参照）を刺激して炎症反応をオンにします[123]。

細胞の小胞体（ER, Endoplasmic reticulum）は、タンパク質の折りたたみを通して、機能をもつタンパク質を作り出す重要な場所です。ここが水銀をはじめとした重金属でダメージを受けるために、異常タンパク質というゴミ（mess）が蓄積します[124]。これが炎症を引き起こすことは容易に想像がつきます。

英国の消化器外科医であったアンドリュー・ウェイクフィールド氏（Andrew Wakefield）はＭＭＲ（はしか、おたふく風邪、風疹混合ワクチン）によって自閉症と炎症性腸炎が起こるという論文を一九九八年に『ランセット』誌に発表しました[125]。その後、この研究に瑕疵や利益相反行為があったということで論文が撤回された[126]ばかりでなく、医師免許まで剝奪される事件に発展しました（この論文の発表から撤回までにＭＭＲワクチンの接種率が劇的に低下した）。ウェイクフィールド医師は、ワクチンのウイルス（弱毒化ウイルス）によって自閉症が起こるという主張でしたが（これは後述するように生ワクチンによっても起こりうる）、少なくとも不活性化ワクチンに添加しているチメロサールによって自閉症が引き起こされることが現在では明らかになっています。さらに後述しますが、ＭＭＲ自体でも自己免疫疾患が起こることが最近報告されるようになっています。

無機水銀（塩化水銀）では、食細胞などのＴｏｌｌ様受容体（endosomal TLR）を介して炎症反応を引き起こし、Ｂ細胞の自己抗体の産生を引き起こす（自己免疫反応）ことが報告されています[127]。さらに水銀などの重金属は、食細胞の食作用を止め[128]、肥満細胞の脱顆粒（ヒスタミン、セロトニンやプロスタグランディンなどの炎症性物質）を放出させる[129]作用もあり、生命場の形態形成維持を混乱させせます。

このような基礎的な研究や疫学的研究が多く発表されたころもあり、先進国では有機水銀添加のワクチンは中止の方向にありますが、発展途上国ではまだ使用されています。

10 生ワクチンはそれ自体がアジュバント

米国の十四カ月の健康女児がＭＭＲ（麻疹、おたふくかぜ、風疹）の生ワクチン接種後三日目に発熱、発疹を呈して緊急入院しました。非常に激しい炎症反応がありましたが、検査の結果すべての感染症は否定されました。とにかく炎症症状を抑えるためにアスピリン、免疫グロブリン、ステロイドを投与しました。それによって、徐々に発熱が治まったために、ステロイドを減量していきました。

ところがそれから三週間後に再度、高熱、全身に拡大する発疹、および関節炎、肝《かん》脾腫《ぴしゅ》（肝臓と脾臓が腫れる）、頸部リンパ節腫脹が出現しました。そのため、アスピリン、免疫グロブリン、高用量ステロイド、抗生物質に免疫抑制剤（サイクロスポリンA、cyclosporine A）を投与して炎症をやっと鎮火させることができました。

この症例は典型的な「アジュバント誘発自己免疫症候群」(ASIA, autoimmune/autoinflammatory syndrome induced by adjuvants ）とよばれる病態です[130]。この一歳二カ月の女児の場合、ＭＭＲワクチンそのものがアジュバントになって全身に炎症を引き起こしたのです。

ＭＭＲワクチンに代表されるワクチンは生ワクチンで、不活性化ワクチンのようにいわゆる炎症を引き起こすアジュバントが添加されていません。しかし、生ワクチンそのものが炎症を引き起こすアジュバントと考えれば、つじつまが合います。

このようにアジュバントで起こる激しい自己免疫反応は、ヒトパピローマウイルスワクチン（ＨＰＶ）、ヒトＢ型肝炎ウイルスワクチン（ＨＢＶ）、インフルエンザウイルスワクチン接種後に起こっていることが報告されています[131]。その他、豊胸手術で使用される埋め込みシリコンやローション、化粧剤、充填剤《じゅうてんざい》に使用されるミネラルオイルもアジュバントとして自己免疫反応を引き起こします[132]。ミネラルオイルは、命名からは想像し難いですが、原油を精製する過程で作られる石油であり、世界保健機構（ＷＨＯ）が発がん性を認めている代物です。悲しいことにミネラルオイルは、動物のワクチンのアジュバントとして実際に使用されています。

「アジュバント誘発自己免疫症候群」（ＡＳＩＡ）はＭＭＲワクチンのような生ワクチンだけでなく、ヒトパピローマウイルスワクチン（ＨＰＶワクチン）のような不活性化ワクチンによっても引き起こされます[133]。ＨＰＶワクチンによる自己免疫疾患としてはＩ型糖尿病、甲状腺炎、クローン病、関節炎などの報告[134]がありますが、特に卵巣〈卵細胞〉に対する炎症反応で卵巣の機能低下（第一次卵巣機能不全、primary ovarian failure〈POF〉）が起こり、生理不順や不妊を引き起こすことは特筆すべき点です[135]。なぜなら、ＨＰＶワクチンは学童期の女児に接種が推奨されているからです。

それでは実際にＭＭＲワクチンというアジュバントでこの女児の体内で何が起こっているのでしょうか？

ＭＭＲワクチンによって食細胞、リンパ球が過剰に活性化します。とくにマクロファージという食細胞が過剰に活性化して全身に炎症を引き起こすことから、マクロファージ活性化症候群（MAS, macrophage activation syndrome）とも呼ばれます。ＭＭＲワクチンがいずれの免疫細胞の細胞内アンテナ（インフラマソーム〈NALP3 inflammasome〉という）にも作用して炎症をオンにする反応を引き起こします。

生命場に炎症が起こると、そこに存在している細胞が破裂死し、細胞内成分（リン脂質、ＡＴＰ、尿酸、ＤＮＡなど）が漏れ出します。この細胞内成分もゴミ（mess）とタグ付けされます。そうすると、これらの自分の細胞成分をゴミ処理しようとして炎症を引き起こします。これが自己免疫反応の正体です（現代医学の言い方では「自分の細胞を攻撃する」）。したがって、この症例のようにMMRワクチンそのものが関節炎など自分の組織・細胞に炎症（自己免疫反応）を引き起こす原因となるのです。

アジュバント誘発自己免疫症候群（ASIA）がマクロファージ活性化症候群（MAS）といわれる理由も、過剰な食細胞の活性化によって引き起こされる炎症が制御不能になるからです。ワクチンが目的とする感染症への免疫記憶を得ることだけで終わるか、自己免疫反応を引き起こすかは、人工的に引き起こされた炎症を私たちの体がコントロールできるかどうかにかかっているのです。

11 分子擬態／分子相同性

一九六二年に十一歳の男児が細菌感染（A群連鎖球菌）の後に心不全で亡くなる症例がありました。男児の心臓にA群連鎖球菌の抗体が沈着していました。これはのちにリウマチ熱といわれる症状で、心筋細胞とA群連鎖球菌のタンパク質が相似していることが原因と考えられました[136]。つまり、A群連鎖球菌に対する抗体が同じく心筋細胞にも反応する（交差反応、cross reaction）ために起こる自己免疫反応ということです。

バクテリアなどの炎症を引き起こすものと自分の体の成分の構造が似ている場合に交差反応（自己免疫反応）が起こりますが、この構造が似ていることを「分子擬態／分子相同性（Molecular mimicry, モレキュラー・ミミックリー）」といいます[137]。

不活性化ワクチンのアジュバントも体内の細胞の構成成分と分子構成が似通っている場合があります。アジュバントへの炎症作用（アジュバントをゴミ〈mess〉と判断）が自分の組織にも及びます。つまりアジュバントと同じ構成をもつ自分の細胞成分がゴミ〈mess〉と認識されて炎症を引き起こすのです[138]。

アジュバントだけでなく、リウマチ熱と同じくバクテリアやウイルスそのものの構造が自分の細胞成分と似ている場合にも、自己免疫反応が起こることが知られています。驚くことに、バクテリアのタンパク質（ヘプタペプタイド）のほぼ一〇〇パーセントが、ウイルスのタンパク質（ペンタペプタイド）の九〇パーセントが私たちの細胞と同じです[139]。

バクテリアやウイルスはほとんど私たちの体の構成成分と似ているので、本来は感染によって炎症は起きないはずです。つまり、ほとんどは共生するのです。あるいは感染しても速やかに食細胞によってゴミ処理されるために炎症は起こりません。

しかし、インフルエンザウイルス感染のように実際の感染によって炎症が起こる場合があります（ほとんどは炎症が起こらない。これを不顕性感染《ふけんせいかんせん》という）。これは食細胞によるゴミ処理がうまくいかない場合や、過剰に食細胞が刺激される場合です。いずれも私たち側の糖のエネルギー代謝が低下している場合（＝甲状腺機能低下）に通常では起こらない感染によっての炎症が引き起こされるのです。

炎症が生命場で引き起こされると、細胞が破裂死し細胞内成分が生命場に散らばります。問題は、このときに炎症の場に散らばったバクテリアやウイルスの構成成分がほとんど私たちの細胞成分と相似しているため、分子擬態／分子相同性（モレキュラー・ミミックリー）によってバクテリア、ウイルスの処理と同時に自分の細胞構成成分も処理されるようになる。つまり、自己免疫反応が起こることです。

具体的な例を挙げていきましょう。昼間でも急に睡眠発作が起こる「ナルコレプシー（Narcolepsy）」という病態があります。これは覚醒－睡眠サイクルを司る視床下部の細胞にダメージが及ぶことが原因です。インフルエンザウイルスのある成分（核タンパク質A）がこの視床下部の細胞の成分（受容体）と相似しているために、インフルエンザウイルス感染やインフルエンザウイルスワクチンによって引き起こされます[140]。

よくインフルエンザウイルスワクチンによって起こるギランバレー症候群（Guillain-Barre syndrome）も、ワクチンに含まれるインフルエンザウイルスと私たちの末梢神経の構成成分（ganglioside）の分子擬態／分子相同性によって引き起こされます[141]。

B型肝炎ウイルスワクチンによる多発性硬化症の発症も有名です。これは、このワクチンに含まれるB型肝炎ウイルス成分と脳の神経の構成成分（髄鞘）との分子擬態／分子相同性によります[142]。

最後にHPVワクチン（子宮頸がんワクチン）です。このワクチンに含まれているウイルス成分と私たちの免疫系の成分（補体、ナチュラルキラー細胞受容体）との分子擬態／分子相同性によって全身性エリテマトーデス（SLE）が引き起こされます[143]。

12 GMワクチンの登場

近未来のワクチンであるGMワクチンについてもお伝えしたいと思います。最近は、生ワクチンやアジュバントを必要とする不活性化ワクチンには、時間とコストが嵩《かさ》むことが懸念されて、ウイルスなどのDNAやRNAをワクチンとして使用する試みが始まっています。ＤＮＡやＲＮＡは研究室で簡単に操作して作製できますが、これらを総称して遺伝子組み換えワクチン（GMO vaccine）と呼んでいます。ブラジルオリンピックが開催された二〇一六年から翌年にかけて話題となったジカウイルス（zika virus）に対するＧＭＯワクチンが臨床試験に入っています[144]。

原理は簡単です。病原微生物のＤＮＡやＲＮＡを組み込んだもの（プラスミド、plasmid）を筋肉注射します。筋肉細胞の遺伝子が病原微生物のＤＮＡやＲＮＡを取り込みます。そして筋肉細胞の遺伝子が発現するときに、同時に病原微生物の遺伝情報もタンパク質となって産生されます。たとえば、ウイルス粒子の外膜（エンベロープ、envelope）などのタンパク質です。このウイルス粒子の構成成分が血液中に入ることで食細胞がゴミ（mess）と判断して活性化されます。

しかし、後述するように微生物の遺伝子そのものがゴミ（mess）として認識されますので、筋肉細胞に取り込まれなくても血液中に入れば食細胞を活性化して炎症を引き起こすことができます。

このＧＭＯワクチンで免疫記憶を作ることができれば、製薬会社にとってコストも時間もかからない夢のようなワクチンですが、果たして安全性の面ではどうでしょうか？

ジカウイルスのＤＮＡワクチンの臨床テストでは、注射局所の腫れ、赤みや痛みなどの局所炎症症状が半数に出ただけで副作用はなかったという報告があります[145]。しかし、長期的な副作用は起こらないのでしょうか？

拙著『ガンは安心させてあげなさい』に詳述しましたが、私たちの細胞のＤＮＡやＲＮＡはダイナミックに血液中を循環し、他の細胞に組み込まれています（DNA jumping)。もし外からＤＮＡやＲＮＡを入れるとどうなるでしょうか？

これらの外から注入した遺伝子は注射した筋肉細胞だけでなく、実際はあらゆる細胞に組み込まれることになります。一度炎症が引き起こされると、遺伝子を組み込まれた自分の細胞そのものがゴミ（mess）と認識されターゲットになります。詳しくは後述しますが、炎症が引き起こされて細胞が破裂すると、外から与えられた遺伝子以外の内容物に対してもゴミ（mess）と認識して炎症が引き起こされます。つまり自己免疫疾患になる可能性があるということです[146]。

また、私たちの細胞の遺伝子に病原微生物の遺伝子が組み込まれると、正常の遺伝子の発現に狂いが生じる可能性も懸念されます[147]。もちろん精子や卵子にも移行して次世代に引き継がれる可能性もあります。元々私たちの体内に存在する腸内微生物などにも外から与えられた遺伝子が取り込まれることで、体内微生物のバランスを崩す可能性も秘めています。

さらに、ウイルス粒子の構成成分を産生するＤＮＡやＲＮＡを組み込んだ物質（プラスミド）は耐熱性にも非常に優れていて分解されにくいことがわかっています。このような物質が環境中に放出された場合起こる生態系の攪乱も、長期的影響としては考慮に入れなければなりません。このようにＧＭワクチンは環境も含めた生態系を攪乱させる可能性があるのです。

13　ワクチンは接種した方がよいのか？

生ワクチンおよび不活性ワクチンのいずれもが炎症を生命場に起こすことで免疫記憶を作る設計になっているために、自己免疫疾患を引き起こす可能性を秘めています。その炎症を引き起こす原因は、生ワクチン自体あるいは不活性化ワクチンに含まれているアジュバントでした。

六〜十二歳の六六〇名の米国の学童児においてワクチン接種グループとワクチン非接

種グループを比較調査した研究が報告されています[148]。以下にその驚くべき結果を紹介したいと思います。ワクチンを予防接種スケジュール通り接種した児童は、まったくワクチンを接種していない児童よりも中耳炎、肺炎、アレルギー、発達障害（自閉症など）に罹る率が高いという結果でした。ワクチン非接種グループでは水疱瘡、百日咳の罹患率がワクチン接種グループより高かったようです。問題は以下です。

・ワクチン接種児童は、二倍の慢性病に罹っている。
・ワクチン接種児童は、四倍の学習障害、注意欠陥多動症、自閉症スペクトラム障害になっている。
・未熟児だったワクチン接種児童では、未熟児で非ワクチン接種児童よりも六倍の自閉症などの脳機能障害を患っている。

以前より、ワクチン接種した児童は非ワクチン接種児童よりも様々な慢性病を患っているという報告がありましたが、研究論文自体が撤回されたり、医学雑誌への論文掲載を拒否されたりしていました。今回の研究論文も最初の医学雑誌への論文掲載が撤回され、違う医学雑誌に掲載された経緯があります。

生ワクチンや不活性ワクチンに含まれるアジュバントなどの炎症を引き起こす物質は慢性病のリスクを引き上げます。つまり、生ウイルスやアジュバントとよばれる炎症を引き起こすゴミは多ければ多いほど、炎症が拡大するのです。生ワクチン、不活性ワクチンは何十種類とあり、不活性ワクチンに微量に添加されている重金属などのアジュバントもワクチンの接種回数に比例して体内蓄積が増加していきます。

したがって、不活性化ワクチンといえども、多数のワクチンの同時接種は危険です。どうしても学校の入学や就職でワクチン接種を求められた場合は、個々のワクチンを接種する期間を空けることが望ましいです。期間を空けると一回あたりゴミ処理が少ないため、炎症反応が少なくて済みます。ただし、たとえ個々のワクチンの接種期間を空けたとしても、生ワクチンの病原体やアジュバントの蓄積総量には変わりありません。可能ならば蓄積総量を減らす、つまり、接種回数をなるべく少なくした方がよいということです。どうしてもワクチンを接種しないといけない場合は、ワクチンによる炎症（自己免疫反応）をコントロール下に置くために、自分の糖のエネルギー代謝を高めておくことも重要です（すでにワクチンを接種した後でも同様です）。

予防接種スケジュールには、たとえば三種混合、四種混合やそれにヒブ（ヘモフィルス・インフルエンザ菌b型)、小児用肺炎球菌、B型肝炎ウイルスワクチンなどは同時接種できるとされています。安全性については、同時接種と単独でワクチンを接種した場合と変わらないとしています。しかし、そのような確たるエビデンスはありません。中・長期的に引き起こされる自己免疫疾患などの慢性病のデータをまったく考慮していないからです。医師が、ワクチンによって中長期的にこのような自己免疫疾患などの慢性病を引き起こされるという事実を知り、それに十分な注意を向け始めると、今まで見過ごされていたワクチンによる弊害がもっと報告されるようになるでしょう。

病原微生物の感染による影響が甚大な場合(生涯にわたってダメージが残る)は、ワクチンを接種することは、デメリットをメリットが上回ると考えます。たとえば、妊婦が風疹に罹ったときに、胎児に稀に心疾患や白内障などの障害を引き起こすことがあります。この場合は、妊婦の時点で風疹ワクチンを接種するより、子どものときに接種しておいた方が安全でしょう。

しかし、一過性の感染で済むような多くの感染症では、生命場に炎症を引き起こすようなゴミ(mess)はデメリットが上回ります。特にエネルギー代謝が低下している場合は、炎症が拡大し制御不能になる（あるいは食作用が低下して形態形成維持ができない）ため、思いもよらない自己免疫反応・自己抗体の産生（自閉症、自己免疫疾患の発生）やガンの発生などの長期的影響を慎重に考慮しなければなりません。すべてはコンテキスト（生命場）依存です。

したがって、甲状腺機能が低下していることが明らかな人（現代人の大半）にむやみにワクチンを接種することは厳禁です。糖のエネルギー代謝が低下している人へのワクチンは必要最小限にすべきです。ワクチンの疫学的調査が一定しないのも、接種される側の形態形成維持を制するエネルギー代謝がどうなっているかという観点を欠いているからです。この原理が理解できれば、ワクチンを接種するかどうかを自分で判断できるようになります。

14 ヘロインのワクチン!?

このようなワクチンのメカニズムから、炎症を引き起こすアジュバントを添加すればウイルスやバクテリアのみならず、他の物質にも抗体（特異抗体）を作れるはずです。

実際に麻薬大国の米国では、ヘロイン(=モルヒネ)中毒対策に「ヘロインワクチン」の開発が進んでいます。ヘロインのワクチンを接種することで、その後ヘロインを摂取したとしても、速やかにヘロイン分子を破壊するために中毒にはなりません。つまり、ヘロインを摂取しても気持ちよくならないので中毒を防げるということになります。すでに二〇一三年からマウスやサルなどでヘロインワクチンの効果が調べられています。最もワクチンの効果を示したのは、ヘロイン分子(それだけでは炎症を引き起こさないが特異抗体を作ることができるために「ハプテン」とよばれている)と破傷風トキソイド(tetanus toxoid)というタンパク質(carrier protein)を結合させたものに、アジュバントとして水酸化アルミニウム(alum)を使用したものだったようです。このヘロインワクチンを接種すると、致死量のヘロインを注射しても死を免れたということでした[149]。

原理的にはその他にも毒性のある物質に対するワクチンの開発は可能でしょう。しかし、アジュバントに使用する水銀、アルミニウムなどは強い毒性(炎症を引き起こす)があるために、思いもよらぬ副作用が待ち構えています。「毒をもって毒を制する」という現在のワクチンのアプローチは必要最小限に留めておくべきです。

15　丸山ワクチンの真実

　ガンに対するワクチンという考え方の応用は十八世紀に遡ります。梅毒の患者には悪性腫瘍が少ないことや感染および発熱によって腫瘍が縮小するという症例が報告されていました[150]。一八六七年にドイツのブッシュ（Busch）は丹毒（erysipelas）に感染した患者で悪性腫瘍が消失した症例を報告しました[151]。丹毒は、連鎖球菌というバクテリアによって引き起こされます。その後、連鎖球菌を意図的にガン患者に注射して丹毒を引き起こすとガンが縮小することも分かりました。

　これらの先行する報告を得て、一八九一年に米国の今で言う整形外科医（当時はbone surgeryといわれた）のウィリアム・コリー（William Coley）は、骨の悪性腫瘍の患者に対して連鎖球菌を注射しました。すると腫瘍が縮小する現象を発見しました。そして他の二人の悪性骨肉腫の患者に対しても同様の注射を行いましたが、感染によって亡くなりました[152]。しかし、亡くなった患者の腫瘍は縮小していたために、彼はこの治療法がガンに適応できると確信します。

生きている連鎖球菌を注射すると感染で死亡してしまうことから、熱処理をして連鎖球菌を不活性化したものにセラチアというバクテリアを加えたものを作製しました。このバクテリアのミックスは、「コリーの毒素（Coley's Toxins）」と呼ばれます。こうして腫瘍の周辺に注射するという実験を行います。そうすると発熱に伴って腫瘍が縮小したという症例があったのです[153]。

しかし、その後このコリーの実験は再現性がないばかりか（コリーは毒素を静脈内、筋肉、あるいは腫瘍に直接注射するなど手順も一定していなかった）、高熱を出してむしろ状態が悪化する（死期を早める）場合もあったために、彼の治療法は顧みられなくなりました[154]。一九六二年には米国でコリーの毒素の使用は違法にまで発展します。その理由は当時勃興してきた放射線治療を守るためでした。

後になって、このコリーの毒素によって腫瘍が小さくなった症例があったのは、炎症によって産生される「腫瘍壊死因子アルファ（TNF－α）」やインターフェロンであることが判明しました[155]。これらのサイトカインが大量に産生される症例では高熱を伴います。実際に毒素を注射しても高熱が出ない症例ではガンの縮小は認められませんでした。このようなバクテリアの毒素成分は現在では炎症を引き起こすゴミ（mess）で、

「微生物関連分子パターン（MAMPs、マンプス）」と名付けられています。

エンドトキシン（内毒素）はグラム陰性菌に分類されるバクテリアの細胞壁の成分で、多糖類に脂質が結合したものです（LPS：Lipopolysaccharides）。このバクテリアの「多糖類+脂質」成分は私たちの体内では、「微生物関連分子パターン（MAMPs）」として認識されます。ちなみにグラム陽性菌のバクテリア成分も「微生物関連分子パターン」と認識されます[156]。

マクロファージ、好中球、リンパ球、上皮細胞などの炎症に関連する細胞（驚くことに脂肪細胞も）はすべて、「微生物関連分子パターン」を認識して活性化します。つまり、上記の細胞群には、マンプス（MAMPs）に結合するアンテナ（PRRs：pattern recognition receptors〈パターン認識受容体〉）があり、エンドトキシンなどのバクテリア成分によって刺激を受けて炎症反応を引き起こすということです（詳しくは一六九ページ参照）。

おそらく丸山教授は、コリーの毒素にヒントを得て丸山ワクチンを作ったのではないかと思います（一般的にはライ病、結核感染にガンが少ないことにヒントを得たとなっています)。丸山ワクチンは、元々は結核のワクチンとして開発されたものです。主成分は、結核菌から抽出された多糖類、脂質成分や結核菌の核酸です。

バクテリアのエンドトキシン(内毒素)やペプチドグリカン(Peptidoglycan;多糖類ータンパク質複合体)[157]と同じく丸山ワクチンの結核菌の成分も「微生物関連分子パターン(MAMPs)」と呼ばれている炎症を引き起こす物質です。マクロファージ、好中球、リンパ球などの炎症に関連する細胞はすべて、マンプス(MAMPs)である結核の抽出成分で活性化します。

つまり、丸山ワクチンでは炎症を引き起こすために、長期的投与は必ずガンを形成します。しかし、炎症で放出される腫瘍壊死因子(TNF-α)などでガンの成長が止まることもあり得ます(しかし、TNFは炎症性物質なのでガン悪液質も作る)。炎症なので、丸山ワクチンは白血球数を増やします(抗ガン剤の白血球数減少に対して使用されている)。また丸山ワクチンは炎症を引き起こすので、組織に「線維化」も引き起こします。これが、丸山ワクチンがコラーゲンを増やす理由です[158]。

コリーの毒素と丸山ワクチンの生体内における反応はまったく同じです。炎症反応および腫瘍壊死因子(TNF-α)などのサイトカインが放出されるため、ガンの増大が一時的に抑えられる場合がありますが、それはガンの根本治癒を意味しているのではありません。長期的には炎症の場を提供することになるので、ガンを発生させる母地（ガンの場、キャンサー・フィールド）にもなり得ます。

これが、丸山ワクチンが効果ある、ないと紛糾している原因です。こういったガンに炎症を引き起こす「免疫療法」とよばれるものは、ガンの本質を捉えていないばかりでなく、長期的には悪影響を及ぼすものです。なぜなら、放射線療法、手術、抗ガン剤でダメージを受けたり死滅したりしたガン細胞から放出される物質によって起こる炎症によって、さらにガンが増大することが分かっているからです[159]。

すでに一九五六年には放射線治療後の死滅ガンによって周囲のガン細胞は増殖する現象（レベス現象、the Révész phenomenon）として知られていました[160]。この現象こそは後述する形態形成維持（morphostasis）の観点から理解されます。

拙著『ガンは安心させてあげなさい』の中心テーマである「ガンの場の理論」をしっかり理解すれば、丸山ワクチンだけでなく現在まで行われてきた様々な治療が「実際には体の中で何を行っているのか」を理解することがたやすくなります。

16 リンパ球は食細胞に仕える従属細胞

さて、形態形成維持の中心となる食細胞には以下の二つの働きがあります。

1．ゴミ（debris & mess）を見分ける（樹状細胞）⇓細胞内に取り込み（食作用）、リンパ球の免疫記憶・攻撃を助ける（「抗原提示」という）。

2．ゴミを本格的に処理する（食作用）。

この二つの食細胞の働きの橋渡しをするのが、リンパ球系です。食細胞の樹状細胞は、ダメージを与えるゴミ（mess）を認識して、リンパ節にまで運び、リンパ球を喚起します。そのゴミ（mess）によって活性化されたリンパ球はマクロファージ、好中球などの食作用を活性化します（B細胞から産生されるIgG抗体は食作用を活性化させる）[161]。リンパ球のB細胞から産生された自己抗体は、食細胞のＴｏｌｌ様受容体（TLR7,9）を刺激して食細胞を活性化し、インターフェロンαなどの炎症性物質を生命場に放出させます[162]。これは自己免疫疾患の代表である全身性エリテマトーデス（ＳＬＥ）の特徴です[163]が、リンパ球が食細胞の橋渡しをしていることが分かる一例です。もちろん、

[図33] 食細胞の２つの働き

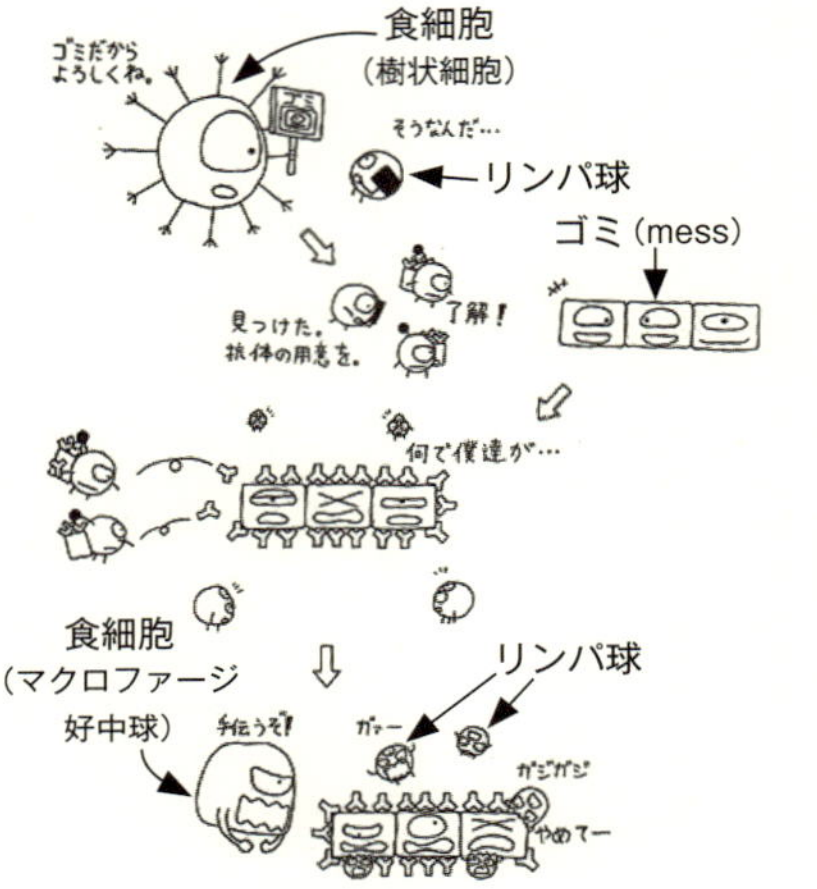

形態形成維持の中心となる食細胞には以下の２つの働きがある。
①ゴミ（debris & mess）を見分ける（樹状細胞）⇒細胞内に取り込み（食作用）、リンパ球の免疫記憶・攻撃を助ける（「抗原提示」という）。
②ゴミを本格的に処理する（食作用）
この２つの食細胞の働きの橋渡しをするのが、リンパ球系。食細胞の樹状細胞は、ダメージを与えるゴミ（mess）を認識して、リンパ節にまで運び、リンパ球を喚起する。そのゴミ（mess）によって活性化されたリンパ球は、マクロファージ、好中球などの食作用を活性化する。

リンパ球自体もゴミ（mess）に対して攻撃を加えます（自己反応性リンパ球、autoreactive B and T cell）。

したがって、従来の免疫学では免疫の主役とされるリンパ球などの免疫細胞といわれるものは、食作用を行う食細胞（マクロファージ、好中球などの白血球）をアシストする従属細胞にすぎません[164]。

この免疫システムを進化・系統発生から眺めることは非常に有意義です。無脊椎動物の形態形成維持システム（細胞自身の自己監視～補体、ナチュラル・キラー細胞まで）が核（core）

［図34］無脊椎動物の発生系の上に脊椎動物のシステムが追加

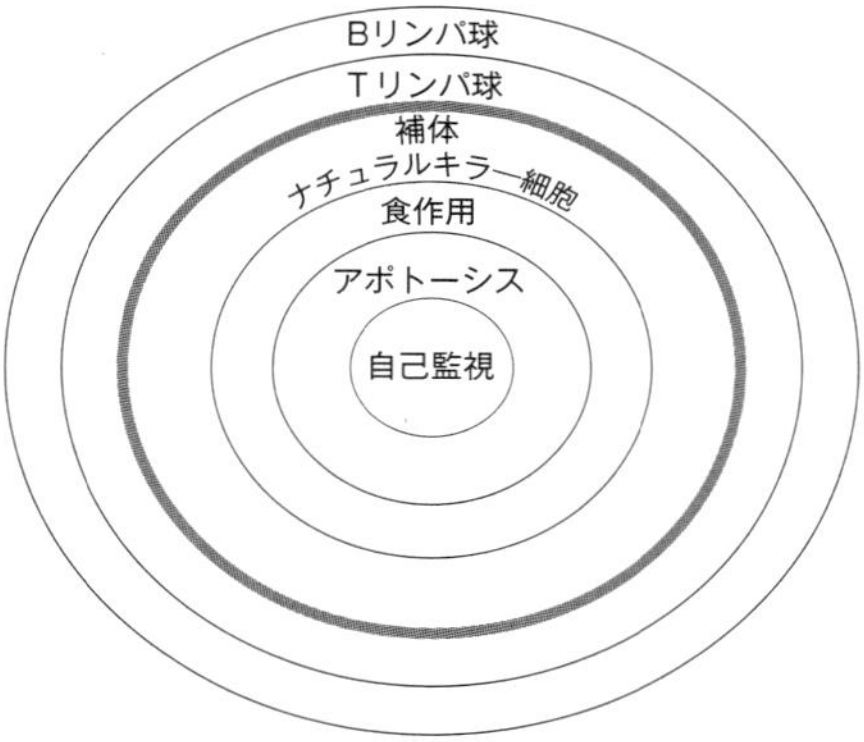

脊椎動物の免疫システムは、無脊椎動物の免疫システムの上にリンパ球系を追加したものである。

となって、その上にリンパ球系が加わったものが私たち脊椎動物（有顎脊椎動物、jawed vertebrates）のシステムです。したがって、私たち人間のようなシステムのない植物や無脊椎動物ではリンパ球がないために、自己免疫疾患やアレルギーで悩まされることはありません（ただし、ガンにはなる）。

図34の形は何かに似ていますよね。そうです。ちょうど哺乳類の脳の構造と同じだと気づかれたと思います。人間の脳は、爬虫類脳（脳幹）の上に旧哺乳類脳（大脳辺縁系）を取り囲むようにかぶさり、そして大脳辺縁系をさらに取り囲むように新哺乳類脳（大脳新皮質）が発

［図35］形態形成維持（免疫システム）と脳の構造の類似

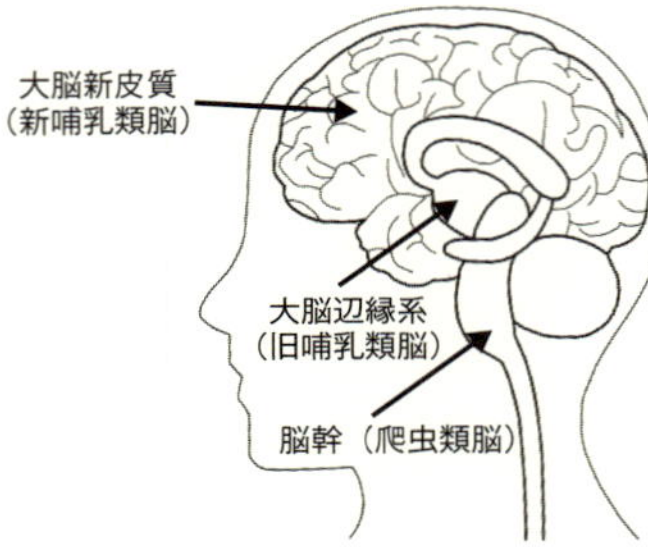

人間の脳は、爬虫類脳（脳幹）の上に旧哺乳類脳（大脳辺縁系）を取り囲むようにかぶさり、そして大脳辺縁系をさらに取り囲むように新哺乳類脳（大脳新皮質）が発達している。一番奥深い脳幹が呼吸・循環・意識などの最重要の生命維持機能を果たしている。脳幹の機能なくては、大脳の機能はない。それと同じように形態形成維持システムは、細胞の自己・近隣監視や食作用がなくては、リンパ球の機能もない。

達しています。一番奥深い脳幹が呼吸・循環・意識などの最重要の生命維持機能を果たしています。脳幹の機能なくては、大脳の機能はありません（脳幹の一部を損傷すると大脳にダメージがなくても意識がなくなる）。

それと同じように形態形成維持システムは、細胞の自己・近隣監視や食作用が最重要で、全体のシステムの同心円の中心です。これは単細胞生物に備わっている形態形成維持システムです。食細胞の食作用なくして、リンパ球の機能はありません。さらに形態形成時システムは、脳神経系と同じく、環境から学習および記憶してそれに対応するという認識システム（cognitive system）も各階層で持ち合わせています。

うつ病などの精神疾患は、進化的には最も新しい大脳新皮質の過剰活動によって本来の生命を司る大脳辺縁系や脳幹の働きまで低下してしまいます。形態形成維持においても、一番進化的に新しいリンパ球系（B－2細胞、T細胞）の過剰な活動がアレルギー疾患や自己免疫疾患を引き起こします。進化的に最先端の部分は高次な機能を備えていますが、環境によってダイレクトに影響を受ける部分でもあり、制御不能に陥りやすい大脳新皮質や新しいリンパ球系の「不安定さ」を本来的（inherently）に兼ね備えています。環境に素早く適応できるということと不安定さというのはコインの裏表です。

したがって、なるべく最も高次の構造が働く場面が少ない方（つまり過剰な刺激、ストレスがない）が形態形成維持には有利に働きます。これは環境変化に対する高次の自律神経や視床下部・下垂体の活動がなるべくない方が良いのと同じです。一般にこれらの私たちに備わっている高次機能はストレスで過剰反応するところです。持続するストレスによる高次機能の過剰反応が病気の場（シックネス・フィールド）を作ります。

天動説（天体は地球の周りを回る）から地動説（地球が太陽の周りを回る）への転換

を「コペルニクス革命」といいます。免疫学（形態形成維持といった方が適切）においても、免疫システム（形態形成維持システム）の中心を、リンパ球などの免疫細胞（lymphocentric）から形態形成維持の食細胞・食作用（phgocentric）へのコペルニクス転換をすることで、免疫とよばれているシステムの真実に迫ることができます。

17 単細胞の形態形成維持システムが基本

前述したテトラヒメナなどの単細胞生物は、これまで考えられてきた以上の高度な形態形成維持システムを持っています。神経系を持たない単細胞生物や植物には学習や記憶というシステムがないと考えられてきました。しかし、単細胞生物でも「認識・学習・記憶」といった脊椎動物の神経系が担う働きを持っていることが近年明らかにされています[165]。

まず単細胞生物の認識については、たとえば微生物を見分けることができます。同じ数だけ微生物があってもある種の微生物は他種より一〇〇倍も貪食することが分かっています[166]。またある種の単細胞は有機物の大きさや性質を見分けることができます[167]。

学習についても単細胞生物を用いた様々な実験で確かめられています。単細胞生物には「パブロフの犬」と同じ古典的条件付けが可能です。例えば、振動と電気ショックを同時に与えることで、振動だけで電気ショックを与えられたときと同じ行動をとります。このような条件付けは一度行うと生涯続きますが、条件付け消去もパブロフの犬の実験同様に行うことができます[168]。

単細胞生物の実験で私が特に興味を引かれた学習能力の一つが「習慣化、馴化《じゅんか》〈habituation〉」という現象です。単細胞生物に苦味のある物質（マラリアの治療薬キニーネなど）を繰り返し与えると〝慣れ〟が生じて嫌逃行動が減少します[169]。これは、私たちのような多細胞生物に同じ量の薬物を慢性的に投与した場合に、細胞レベルで起こる「ダウンレギュレーション（downregulation）」が起こって薬効がなくなってくる現象と同じです。これはある刺激が繰り返し与えられるとやがて感覚が麻痺してくる現象と言い換えると理解しやすいでしょう。

さらに記憶についても単細胞生物では、空間記憶や配置、形状に対しての記憶があることも分かっています[170]。さらに単細胞生物が産生するホルモンによって自身の細胞膜構造がダイナミックに変化します[171]。この細胞膜構造の変化が固定化したものが多細胞生物の細胞にも見られる受容体（receptor，本編ではイメージしやすいように〝アンテナ〟と表現している）と呼ばれるものです。

ホルモンによって構造が変化するのは、エピジェネティックス変化（epigenetics modification）と呼ばれます。エピジェネティックス変化は、遺伝子の配列は変わりませんが、遺伝子の発現が変化することを指します。ホルモンによるエピジェネティックス変化は、「ホルモン刷り込み（hormonal imprinting）」と言います。単細胞生物のテトラヒメナでは、このホルモンによる変化が千世代まで続くことが報告されています[172]。単細胞生物も環境因子の記憶を次世代に伝えることができるということです。

このような単細胞の環境因子によるエピジェネティックス変化の記憶は、そのまま多細胞生物の食細胞の記憶（trained immunity）となって引き継がれています[173]。単細胞が持つ形態形成維持システムは、まさに多細胞生物の細胞レベルでの自己監視サーベイランスなどの基本的なシステムと同一です。

18　脊椎動物の形態形成維持の第二の要──胸腺

[図36] 脊椎動物の形態形成維持の第二の要―胸腺

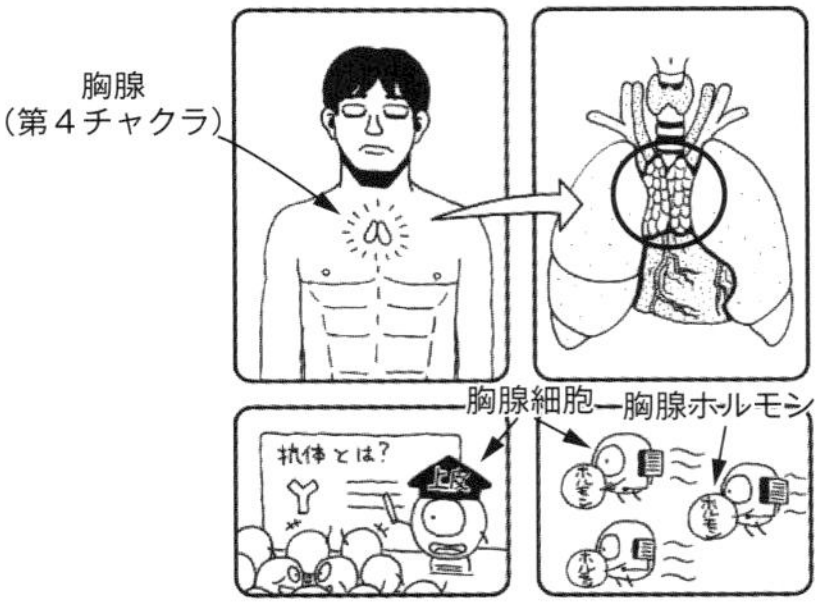

胸腺は脊椎動物にとって非常に重要な組織。免疫および内分泌（神経伝達物質およびホルモン産生）の２つの顔をもつ唯一の器官。胸腺から分泌されるホルモン（胸腺ホルモン）は、Ｔ細胞の分化や成熟およびB細胞の抗体産生に不可欠。

形態形成維持の中心である食作用に次いで、脊椎動物で重要な形態形成維持の働きを持つものはリンパ球系です。無脊椎動物の形態形成維持の免疫システムの同心円の上にあるのがTリンパ球です。このTリンパ球が機能を持つためには、骨髄から産生された未熟なT細胞が胸腺に達して胸腺組織との相互作用を受けることが必要です[174]。この成熟したT細胞がないとヘルパーT細胞によって刺激されるB細胞（同心円の最外層）の機能さえも変化します。

胸腺という組織は約五億年前に軟骨魚類とともに誕生しています。これ以降はじめてリンパ球が登場します。胸骨の裏側でちょうど心臓の前方部に位置しています。チャクラ（エネルギーフローの大動脈）ではちょうど第四番目にあたる部位にあります。ハーブのタイム（thyme）の葉の形に似ていることからthymus（胸腺）と呼ばれるようになりました。

胸腺は脊椎動物にとって非常に重要な組織です。なぜなら、免疫および内分泌（神経伝達物質およびホルモン産生）の二つの顔をもつ唯一の器官だからです。

内分泌では、胸腺が産生するホルモンおよび神経伝達物質はコルチゾール（グルココルチコイド）、ソマトスタチン、サブスタンスP、ニューロペプタイドY、成長ホルモン、オキシトシン、バゾプレッシン、カルシトニン、メラトニン、インシュリンなど広範囲に及びます[175]。

胸腺がこういった内分泌作用をもつのは、脳下垂体や神経節と同じ神経堤（neural crest）から発生すること、および内分泌器官である副甲状腺と同じく第三咽頭嚢（3rd pharyngeal pouch）から発生していることから考えると不思議ではありません[176]。これらの胸腺で産生されるホルモンはT細胞によって全身の組織へ運ばれるのですから（packed transport）、まさに胸腺は立派な内分泌器官です[177]。

さらに胸腺はT細胞に作用するホルモン（胸腺ホルモン、thymic hormones）も産生

［図37］胸腺の萎縮により免疫細胞の暴走

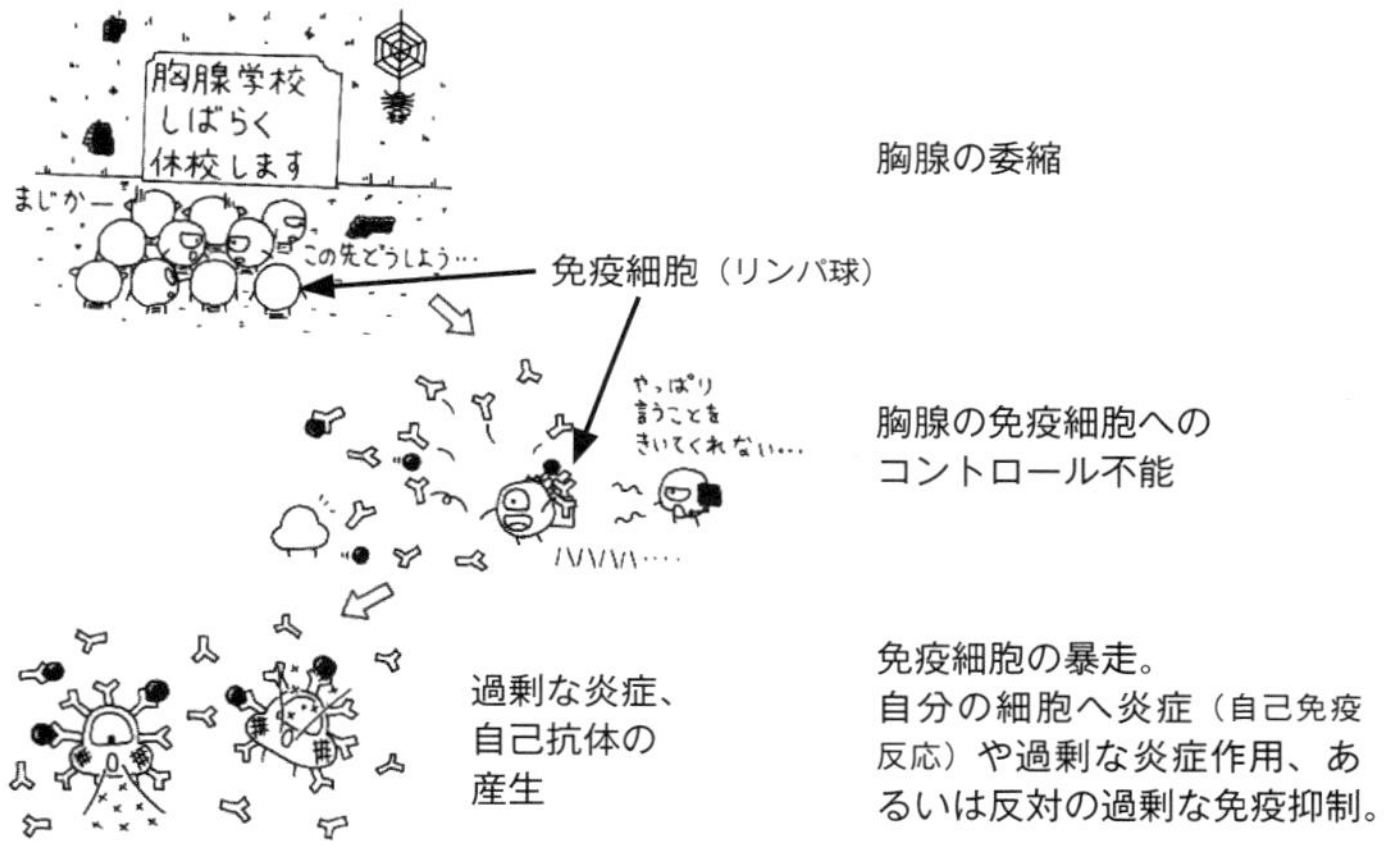

します。サイマリン（thymulin）、サイモシン（thymosin）、サイモポエティン（thymopoietin）、胸腺液性因子（THF, thymic humoral factor）などが同定されています。これらは、T細胞の分化や成熟およびB細胞の抗体産生に不可欠のホルモンです[178]。

これらの胸腺ホルモンは、リンパ球に作用するだけではありません。視床下部、脳下垂体に作用してホルモンの分泌に影響を与えます。実際に胸腺を切除すると脳下垂体の前葉が委縮します[179]。特に性腺ホルモンといわれる黄体形成ホルモン放出ホルモン（LHRH, luteinizing hormone-releasing hormone）、黄体形

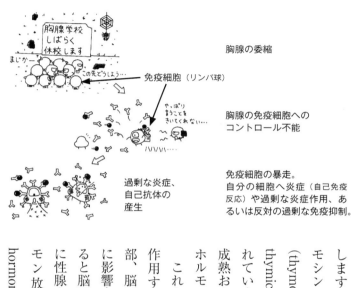

成ホルモン（LH）は胸腺ホルモンがないと分泌が促進されないので、視床下部―脳下垂体―性腺系の働きは胸腺に依存しているといってよいでしょう[180]。その他にも胸腺ホルモンは、βエンドルフィン、副腎皮質刺激ホルモン（ACTH)、コルチゾール（グルココルチコイド）などの分泌にも関わっています[181]。

ディジョージ症候群（DiGeorge syndrome）という、胸腺が先天的に低形成あるいは欠損している病態が知られています。ディジョージ症候群では感染症だけなく自己免疫疾患のリスクが高くなります[182]。また、胸腺が加齢によって委縮することのないサメでは、ガンは人間のように加齢によって劇的に増えることはありませんし、ガンで死亡することはほとんどありません[183]。人間が加齢によってガンをはじめ様々な病気に罹りやすいのは、決して遺伝子変異が蓄積することが原因ではなく、加齢によって胸腺が委縮（あるいは機能低下）するからです[184]。

また胸腺が腫瘍化（thymoma）すると胸腺の働きが低下し、重症筋無力症（MG, myasthenia gravis)、全身性エリテマトーデス（SLE)、水疱性類天疱瘡（BP, bullous pemphigoid)、関節リウマチ（RA, rheumatoid arthritis)、潰瘍性大腸炎（UC, ulcerative colitis)、多発性筋炎（Polymyositis)、皮膚筋炎（DM, dermatomyositis)、

[図38] 形態形成維持に重要な組織—第４～第７チャクラ

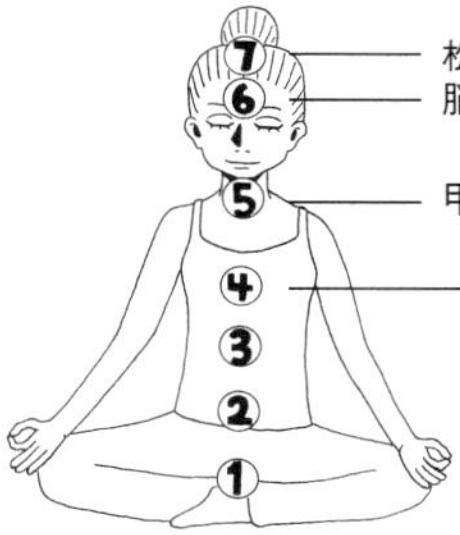

第４～７チャクラに相当する松果体、脳視床下部・下垂体、甲状腺、胸腺は相互依存している。どこかにダメージが及ぶと全体に機能障害が起こる。いずれの組織も免疫システムを含む形態形成維持に必要不可欠である。

甲状腺炎（Thyroiditis）などの自己免疫疾患にかかりやすくなります[185]。

以上から脊椎動物にとって、胸腺は形態形成維持にとても重要な器官であることが分かります。

19 胸腺に作用する重要な組織
―第４～第7チャクラ

胸腺との相互作用で最重要の組織が三つあります。前述した視床下部―脳下垂体の神経組織に加えて甲状腺と松果体です。

甲状腺ホルモンは胸腺ホルモンの産生を促進します[186]。また甲状腺機能低下では胸腺が委縮します[187]。

ラットの実験では、新生児期に松果体を切除すると胸腺が委縮し、体重減少、成長障害などの衰弱症候群（wasting syndrome）を起こすことが知られています[188]。成人ラットでも松果体を切除すると胸腺は委縮しますが、松果体から分泌されるメラトニンというホルモンを補充すると胸腺は回復します[189]。松果体のペプタイドホルモン（Epithalamin, Epitalon）は、胸腺の委縮から守る作用があります[190]。

胸腺―甲状腺―視床下部・脳下垂体―松果体はこのように密接に関連し合っています。そして第4チャクラ～第7チャクラに相当する器官であることと一致しているのは大変興味深い事実です。この第4チャクラ～第7チャクラのエネルギーフローが停滞すると形態形成維持に悪影響が出てきます。

20　胸腺を委縮させるコルチゾール

胸腺は幼若年期で最大で37gですが、七十五歳では6gにまで減少します[191]。これには個人差がかなりありますが、何が胸腺を委縮させてしまうのでしょうか？

すでに一九四一年にストレス学説のハンス・セリエによって、コルチゾール（いわゆ

[図39] コルチゾール（ステロイド）投与による胸腺の著明な委縮

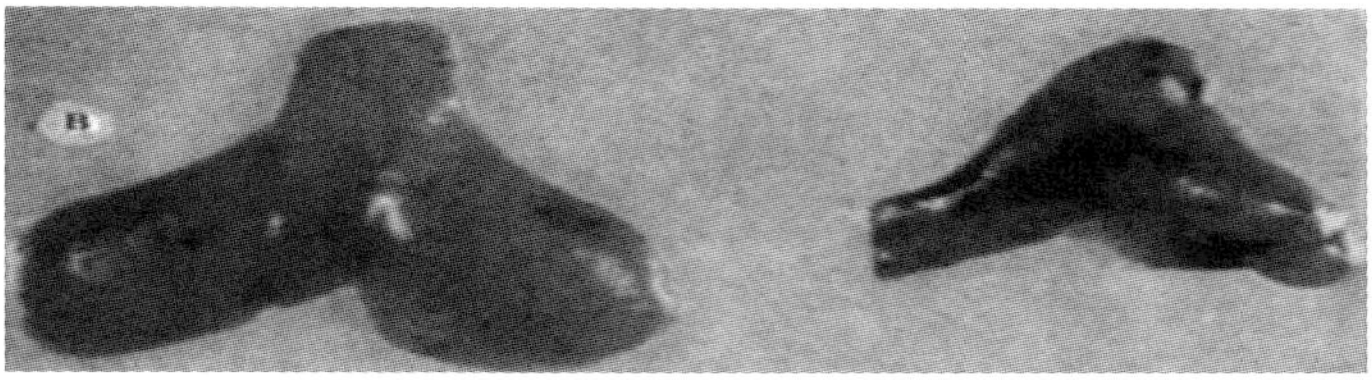

*J Anat. 1941 Oct; 76（Pt 1）:94-9*より引用

「私たちはストレスを与えられると、ストレスホルモンであるコルチゾールが体内に分泌される。コルチゾールは直接、胸腺細胞を死滅させる。」

るステロイドホルモン）の投与で即座に胸腺が委縮することが報告されています[192]。宇宙飛行士が地上に戻ってくると胸腺が著明に委縮していることが分かっています。これは宇宙ステーション滞在におけるストレスによってコルチゾールが大量に分泌されることが原因です[193]。

胸腺はこのように環境ストレスによって委縮するために「ストレスのバロメーター」(barometer of stress）といえます。急性ストレスでの胸腺の委縮は回復可能[194]ですが、問題なのは慢性的なストレスによる胸腺の慢性委縮です。

慢性ストレスの特徴はコルチゾール（糖質コルチコイド）というストレスホルモンの上昇です。実際に、コルチゾールの長期投与によって胸腺組織の細胞が死滅していきます[195]。合成コルチゾールであるデキサメサゾン（dexamethasone）の投与によって、実際に胸腺細胞内でダイアシルグリセロール（diacylglycerol、中性脂肪から脂肪酸が一つ遊離したもの）が増加し、それがセラマイド（ceramide）を誘導します。セラマイド（ceramide）はアポトーシス（細胞の自然死）を引き起こします[196]。つまり、最終的に胸腺細胞がコルチゾールで死滅していくのです。

一過性の胸腺の萎縮をもたらす急性ストレスには、ウイルス、バクテリア、真菌などの一過性の感染[197]やエンドトキシン（内毒素）などがあります[198]。

これらの急性感染症もストレスによってコルチゾールが出されることで胸腺組織を死滅させます。したがって、感染症でもその後に体内で産生されるコルチゾールをブロックすれば胸腺組織の死滅を食い止めることができます[199]。

よく年配の先生たちが感染症で抗生物質を頻回に変更しても発熱が治まらないときに、デキサメサゾンなどのステロイド薬を長期間に渡って点滴に入れて投与していました。それから内服でもステロイドを投与していました。これによって胸腺はかなり委縮したと思います。おそらくステロイド投与による胸腺萎縮は、その後の自己免疫疾患やガンなどの発生の大きな要因になっているでしょう。

低栄養も直接的に胸腺の委縮をもたらしますが、コルチゾールの上昇（ファスティングや極端な糖質制限食）によって間接的にも胸腺の委縮をもたらします[200]。実際にアフリカのウガンダにおいて、高度な栄養失調によって入院した子どもたちは超音波検査で胸腺を認めることができませんでした[201]。厳格に糖質制限やファスティングをしていれば、必ず胸腺は委縮していきます。

21　なぜ女性に自己免疫疾患が多いのか？

多くの自己免疫疾患では、男性より女性の罹患率が高いことが報告されてきました。全身性エリテマトーデス（ＳＬＥ）では男女比は１：９、関節リウマチでは１：４、多発性硬化症で１：３にのぼります[202]。

なぜ女性の方が自己免疫疾患に罹りやすい傾向にあるのでしょうか？

コルチゾールと同じくストレスホルモンであるエストロゲンもダイレクトに胸腺細胞や骨髄の未熟細胞を死滅させます[203]。胸腺での免疫寛容作用（リンパ球の自己組織への炎症反応抑制）には、自己免疫反応制御（AIRE: autoimmune regulator）という転写因子（特定の遺伝子のスイッチをオンにするタンパク質）や組織特異抗原（TSAs, tissue-specific antigens）というタンパク質が必要であることが分かっています[204]。エストロゲンはこれらの胸腺の免疫寛容を作る物質を低下させることで自己免疫疾患の発生に深く関与します[205]。

さらにエストロゲンは、コルチゾールを上昇させることで間接的に胸腺を死滅させる作用もあります[206]。ちなみに男性でも自己免疫疾患に罹りやすくなるのは、ストレスによってテストステロンがアロマテースというストレス酵素によってエストロゲンに変換されるからです。

これらの複数の胸腺へのダメージ作用で、エストロゲンの細胞内濃度が高い女性の方が自己免疫疾患に罹患しやすくなるのです。

22 エントロピーを増大させる自己抗体反応

一方で胸腺も含めた第4～7チャクラを代表とする組織のダメージ（機能不全）や後

述する生命場の乱れ（ゴミの蓄積）によって、自分の組織に対して無秩序な自己抗体が形成されます。この自己抗体によっても様々なエントロピー（乱雑さ）を増大させる問題が引き起こされます。

本来はゴミ掃除のはずの抗体がどのような問題を引き起こすのでしょうか？　現在、無秩序な自己抗体が引き起こす問題は最低でも以下の七種類はあるとされています[207]。

①自己抗体による過剰な細胞の刺激（mimic receptor stimulation）
②神経伝達物質のブロック（blocking of neural transmission）
③細胞内のシグナルを変化させる（induction of altered signaling）
④微小血栓症（microthrombosis）
⑤細胞融解（cell lysis）
⑥好中球活性化（neutrophil activation）
⑦炎症の活性化（induction of inflammation）

①の作用ではグレイブス病（Graves' disease）があります。自己抗体が甲状腺を過剰に刺激することで甲状腺機能亢進を引き起こすとされています。

②の作用では、正常な筋肉における神経伝達をブロックすることで起こる重症筋無力症（myasthenia gravis）がその代表です。第一章で取り上げた抗－ＮＭＤＡ受容体脳炎も神経伝達物質がブロックされるのでこのタイプに入るとされています。しかし、統合失調症状や治療困難なケイレン発作が起こることから、むしろ神経細胞の過剰刺激が起こっている（神経伝達物質の過剰刺激）と考えた方が自然です。

③の作用では、天疱瘡《てんぽうそう》（Pemphigus）という皮膚の慢性炎症疾患があります。

④の作用では、血栓性血小板減少性紫斑病（TTP：thrombotic thrombocytopenic purpura）という細動脈が血栓で詰まる病態が代表です。

⑤の作用では自己免疫性特発性血小板減少症（autoimmune idiopathic thrombocytopenia）や溶血性貧血（autoimmune hemolytic anemia）があります。血小板や赤血球に自己抗体が結合することで、速やかに処理されることで破壊されます。

⑥の好中球に結合して活性化する病態としては、多発性血管炎（polyangitis）があります。

⑦の作用で起こる問題として心筋炎、関節リウマチなどが挙げられます。

これら一つ一つを詳しく解説はしませんが（混乱を招くだけで本質から逸れる）、本来私たちにとって必要な自己抗体も、胸腺の機能不全などによって制御不能となると、様々な組織に様々なメカニズムによって形態形成維持に支障を来すことになるということだけを理解していただくとよいです。

23 「免疫寛容」と形態形成維持

通常の生命場の維持においては、死滅した細胞は速やかに分解され、ゴミとならないように処理されます。その代表的なメカニズムがアポトーシス（apoptosis）です。このときに核酸（遺伝子）、タンパク質、脂質など死滅細胞の成分は生命場に散乱することはないために、ダメージを与えるゴミ（mess, damaged debris）とは認識されません。そのために、自分の細胞の成分に対して激しい炎症が起きたり、抗体ができたりすることはありません。

このようにゴミ（debris）の速やかな処理においては炎症は強く抑制されることが分かっています[208]。炎症が起きないのでゴミとなった自分の組織に反応するリンパ球や抗体ができません。これが、現代医学が「免疫寛容《めんえきかんよう》（immune tolerance）」（自分の組織には基本的にリンパ球が攻撃することはない）と呼んでいるものの本質です。免疫学的無視（immunological ignorance）と呼ばれることもあります[209]。

通常のアポトーシス（自然細胞死、natural cell death）のあとの処理、つまり形態形成維持の食作用では炎症が起きないメカニズムが、最近になって明らかになっています。たとえば、アポトーシス（「イート・ミー〈eat me〉」サインを出している）の細胞は、食細胞に食作用を受けた場合に、抗炎症へ誘導します（アポトーシスで死滅した細胞からインターロイキン－10〈ＩＬ－10〉やＴＧＦ－βが産生される）[210]。その他にもキレイに死滅した細胞成分には、リンパ球の攻撃や抗体産生が起こらないように様々なメカニズムが働いています[211]。

このように免疫寛容とは、「そのゴミによって炎症が起こらないこと」と理解するとよいでしょう。たとえ、ウイルスやバクテリアに感染した細胞でも、細胞の自己・近隣監視機能が機能していれば炎症を起こさずに、アポトーシスという自然死のあと、きれいに食作用で掃除されます。この場合には、ウイルスやバクテリアにさえ抗体ができることはありません[212]。

しかし、病気の場ではどうでしょうか？

激しい炎症が起きて、細胞が壊死して破裂したような場合（破滅的な細胞死、violent cell death）を考えてみましょう。このような細胞死は壊死（ネクローシス、necrosis）と呼んでいます。ネクローシスでは自分の細胞が破裂します。それによって細胞内から漏れ出てきた細胞成分（spillage）は、生命場にダメージを引き起こすゴミ（mess）と認識されます。その例が細胞内にある熱ショックタンパク質90（HSP90）、HMGB1（high-mobility group protein B1）、ATP、インターロイキン（IL-1β）、遺伝子（DNA）、プーファ（その代謝産物のエイコサノイド）などです[213]。これらの細胞の構成成分は自分の細胞構成要素ですから、自然死の場合ではダメージを与えるゴミ（mess）とは認識されないはずです。しかし、炎症の場で漏れ出したために「生命場にとってダメージを与える」と判断されるようになります（〝ダメージ物質〟とタグ付けされる）。

プログラム細胞死（あるトリガーによって自動的に細胞死すること）には、アポトーシス（自然死）以外にもネクロトーシス（necroptosis）、パイロトーシス（pyroptosis）、フェロトーシス（ferroptosis）などの形態があります（「-ptosis」がつく細胞死を「プログラム細胞死」と総称している）[214]。ネクロトーシス、パイロトーシス、フェロトーシスはいずれも形態的には細胞破裂を起こすネクローシス（細胞壊死）と同じであり、炎症を引き起こします[215]。

その一方で、アポトーシスのようなキレイな自然死（細胞が破裂して中身が漏れ出すことがない）であっても、生命場のエネルギー代謝が低下した場合は食作用が低下し、ネクローシス（壊死）のときと同じようにアポトーシスのゴミ（debris）は炎症性のゴミ（mess）へと変化します。この場合は、そこから出る自分の組織ゴミに対して自己免疫反応が起こり得ます[216]。さらには細胞が破裂するような細胞死（ネクローシス）でも〝場〟によってはそれ以降のリンパ球の活性化や炎症を抑えられる場合があることも分かっています[217]。

やはり、生命場のエネルギー代謝次第で細胞死の形態に関わらず、リンパ球の活性化による炎症の拡大が起こったり、炎症が抑えられたりすることがよく理解できます。すべてはコンテキスト（あるいは生命場と言ってもよい）依存で、基本は形態形成維持（ゴミ掃除）にあることは変わりません。

24 免疫細胞がやる気がなくなる?

免疫寛容と同じ現象に「免疫細胞がやる気がなくなる」という現象があります。良く研究されている例では、細胞障害性T細胞（CD8+）の疲労現象があります。

エイズウイルス感染、B、C型肝炎ウイルス感染などにみられるように感染刺激が繰り返される場合（慢性感染）やガンの場では細胞障害性T細胞の働きが抑えられます。この現象は「T細胞疲弊（T cell exhaustion）」と呼ばれています。私たちの細胞は刺激がマンネリ化すると、それに対する反応が次第に低下してきます（閾値《いきち》が高くなる。専門用語では「ダウンレギュレーション」という）。これは日常生活レベルでも経験しますよね。薬物中毒も同じ原理です。慢性的な薬物摂取（刺激）に対する快感（反応）が次第に低下してくるので、さらに多くの薬物（刺激）を与えないと以前と同じようなフレッシュな快感が得られません。

胸腺のコントロールで自己の組織に反応しない細胞障害性T細胞がセレクトされることを「アナジー」(anergy）といいますが、これとは異なったメカニズムでT細胞疲弊

[図40] 免疫細胞がやる気がなくなる？

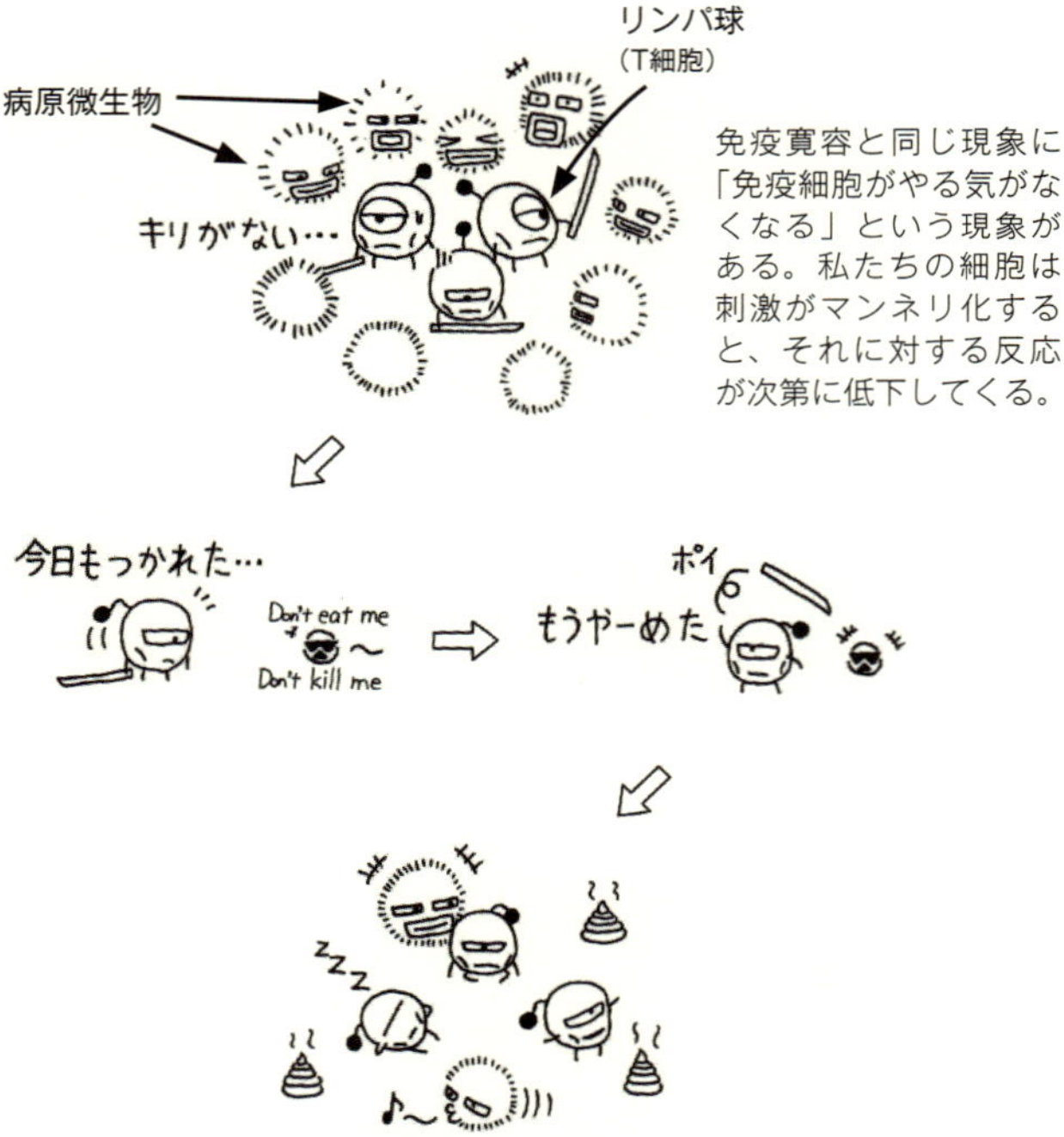

ゴミと病原微生物の散乱

良く研究されている例では、細胞障害性T細胞（CD8+）の疲労現象があります。エイズウイルス感染、B, C型肝炎ウイルス感染などにみられるように感染刺激が繰り返される場合（慢性感染）やガンの場では細胞障害性T細胞（CD8+）の働きが抑えられます。この現象は「T細胞疲弊（T cell exhaustion)」と呼ばれています。

その結果、生命場にはゴミや病原微生物が散乱していきます。

が起こります。また、T細胞疲弊は、T細胞が老化（T cell senescence）したことによる反応の低下とも区別されます。

細胞障害性T細胞（CD8+）が疲労困憊《こんぱい》状態になると、プログラム細胞死1（PD-1, Programmed cell death1）、TIGIT（T cell immunoreceptor with Ig and ITIM domains）、リンパ球活性化遺伝子3（LAG-3, Lymphocyte-activated gene-3）などの「免疫チェックポイント分子（immune checkpoint molecule）」とよばれる免疫抑制タンパク質を発現します。免疫チェックポイント分子は、細胞のアポトーシス（自然細胞死）などの形態形成維持に重要な分子として認識されていました[218]。細胞の「ドント・イート・ミー（don't eat me）」あるいは「ドント・キル・ミー（don't kill me）」の意思表示をする分子です[219]。

これらの免疫チェックポイント分子はゴミ（mess）に対する細胞障害性T細胞の反応を低下させて、免疫寛容状態にします[220]。さらに細胞障害性T細胞が疲労困憊状態では、インターフェロン（IFN－γ）や腫瘍壊死因子（TNF－α）などのサイトカインの産生も低下します[221]。

C型肝炎などの慢性肝炎で使用されるインターフェロン（IFN－α）やリバビリ

［図41］免疫チェックポイント阻害剤の仕組み

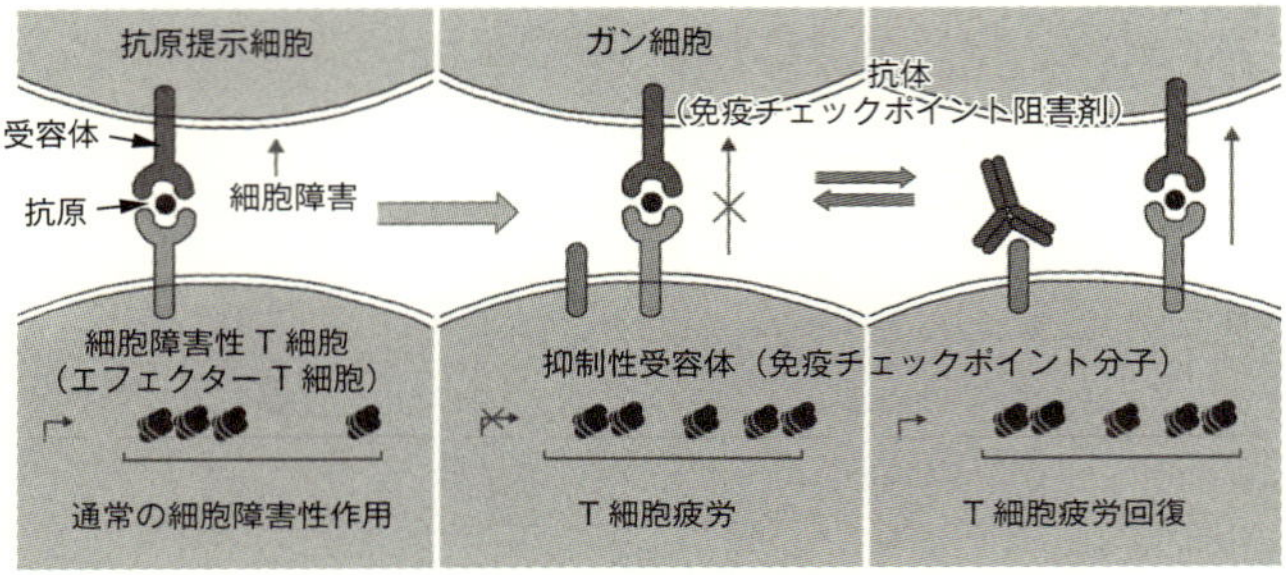

細胞障害性T細胞は、攻撃対象の細胞（抗原提示細胞）の抗原をアンテナでキャッチして攻撃する。しかし、ガン細胞や慢性炎症ではT細胞に抑制性受容体を出させることで攻撃を回避する。免疫チェックポイント阻害剤は、この抑制性受容体（免疫チェックポイント分子）の働きを抑えるための抗体である。その抗体によって抑制性受容体の働きが抑えられると、T細胞の細胞障害作用が回復（復活）する。

ン（ribavirin）は、この免疫チェックポイント分子であるプログラム細胞死１（PD-1）の発現を低下させて、免疫細胞の疲労状態を回復させる目的で使用されています[222]。

　さらにガン領域では、この免疫チェックポイント分子をブロックすることで細胞障害性Ｔ細胞を疲労困憊状態から活性化状態にし、ガンに対しての攻撃を高める目的で「免疫チェックポイント阻害剤」（immune check point blocker）が開発されました（日本では「オプシーボ」という商品が使用されている）。

　なぜなら、ガン細胞はこれらの免

疫チェックポイント分子を発現して免疫系の監視を逃れているからです[223]。本当はガン細胞も自分の細胞なので、自分を攻撃しないように標識（ドント・イート・ミー〈don't eat me〉またはドント・キル・ミー〈don't kill me〉）を出しているのは至極当然と見るべきです。

25 形態形成維持をいじると大きな「しっぺ返し」を食らう

免疫細胞のやる気をなくすこれらの免疫チェックポイント分子は、細胞障害性T細胞（CD8+）だけでなく、マクロファージ、樹状細胞のような食細胞やナチュラルキラー細胞、ヘルパーT細胞（CD4+）にも発現しています[224]。

そうするとガンの治療目的で開発された「免疫チェックポイント阻害剤」は、生体内で細胞障害性T細胞以外の上記の細胞にも影響を及ぼし、形態形成維持に影響を与えるということになります。特にこの薬剤は免疫チェックポイント分子をブロックすることから免疫寛容がなくなり多臓器にわたって自己免疫反応（自分の体を攻撃する）を

［図42］ 免疫チェックポイント阻害剤による
自己免疫疾患（免疫関連副作用）

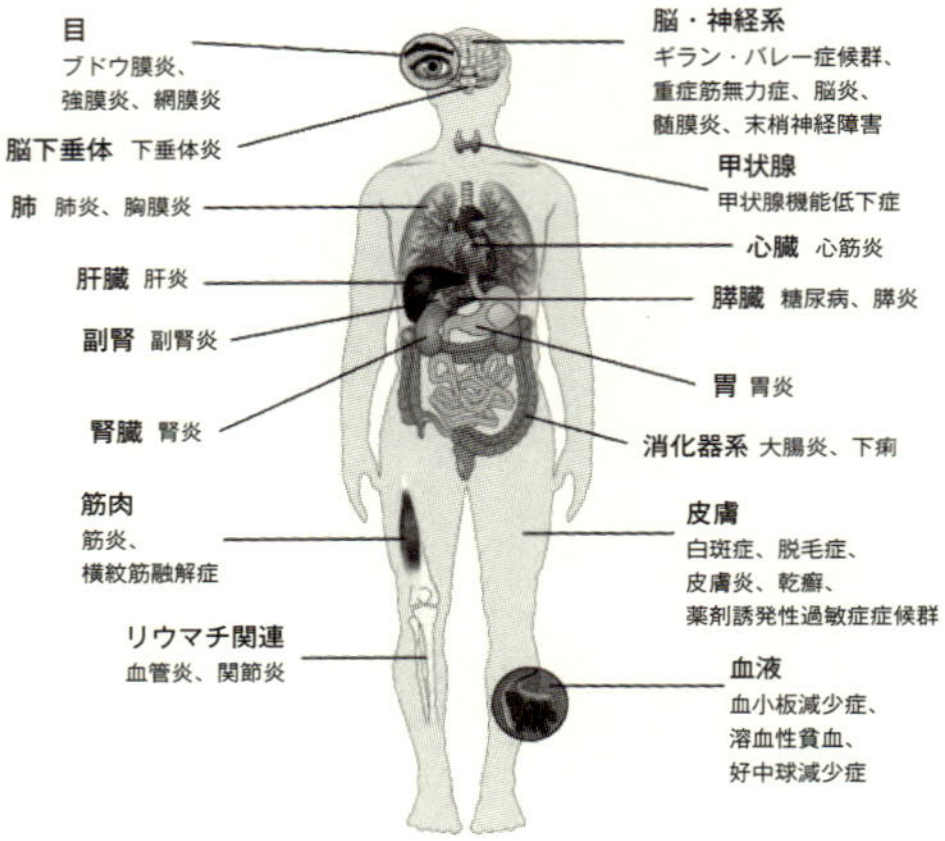

引き起こします。これは「免疫関連副作用（IRAEs, immune-related adverse effects）」と呼ばれています[225]。免疫チェックポイント阻害剤の投与を受けている人の約七〇～九〇パーセントに起こると報告されています[226]。

特に細胞分裂の盛んな腸粘膜、皮膚、肝臓、骨髄系には影響が出やすいことが分かっています。皮膚炎、大腸炎下痢はほとんどの症例で見られますが、図42に示したように、ほとんどの自己免疫疾患とよばれている病態をカバーしていることがお分かりになると思います[227]。本書の冒

［図43］免疫チェックポイント阻害剤で制御不能の炎症が起こる

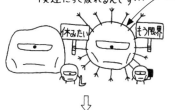

免疫細胞（リンパ球）

免疫チェックポイント分子はゴミ（mess）に対する細胞障害性T細胞（CD8+）の反応を低下させて、免疫細胞疲労状態（免疫寛容状態）にします。

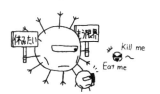

この免疫チェックポイント分子をブロックすると免疫細胞疲労が回復して、活性化します。

免疫チェックポイント阻害剤

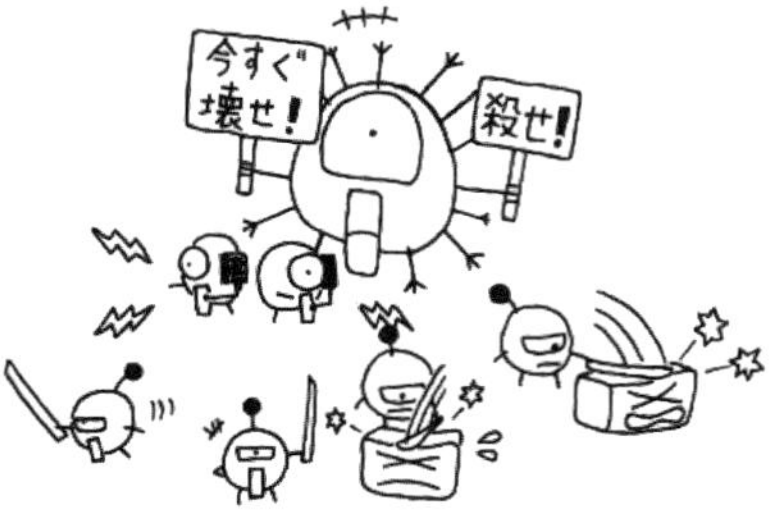

免疫チェックポイントを外すと免疫細胞が活性化。制御不能の炎症を引き起こす

しかし、この活性化は本来のコントロール下から外れているため、目的とするガンなどへの免疫細胞の攻撃のみならず、多臓器にわたって炎症を引き起こす（自己免疫反応）。この免疫チェックポイント分子阻害剤による制御不能の全身の炎症は「免疫関連副作用（IRAEs, immune-related adverse effects）」と呼ばれている。

頭でお伝えした症例のように重要な臓器に攻撃が起こると、生死に関わる状態に陥ります[228]。

このように形態形成維持のシステムに人工的に修飾(immunoediting)を加えると、必ず大きな「しっぺ返し」を後に食らうことになります。

さらにはこの免疫チェックポイント阻害剤にもガンは耐性を作ることが分かってきました[229]。また免疫チェックポイント分子をブロックしても、細胞障害性T細胞(CD8+)の活性化が長続きしません[230]。免疫チェックポイント阻害剤の作用がなくなると、すぐに疲労困憊状態に戻るのです。これではガンが消失するまで薬剤を投与しないといけない羽目になります。

そして、これらの薬剤の作用さえも環境因子、つまり場によって変化します。一般にストレス(βアドレナリン受容体刺激)がかかると細胞障害性T細胞の作用が抑えられます。このようなストレス下では、免疫チェックポイント阻害剤の細胞障害性T細胞活性化効果もなくなり、元のT細胞の疲労困憊状態に戻るのです[231]。

偶然にも抗ガン剤の治療によって、こういったある特定の分子をいじることでも自己免疫疾患を引き起こす原因となることが明らかになりました。しかし、これは形態形成維持システムを乱した結果を示した一例にしかすぎません。

次に自己免疫疾患、ガンをはじめとした慢性病が起こるメカニズムを形態形成維持の中心システムから見ていきましょう。

26 自己免疫疾患、アレルギー、ガンになるメカニズム

食細胞が活性化されて炎症が激化していくと、白血球系の食細胞の過剰な興奮からリンパ球への刺激へとフェーズ（phase）が移っていきます。そして、リンパ球への過剰な刺激は、食作用を一層活性化させます。

これ以上食細胞が活性化するとさらに炎症が激化して生命場が乱れることから、リンパ球が過剰に活性化されると食細胞の機能を抑えるように作用します[232]。しかし、炎症の場で食細胞の機能が低下すると今度はゴミ（mess）が散乱する一方になります。それは形態形成維持（morphostasis）では一番困ることでした。

そこでゴミ掃除（mess clearance）はT細胞やB細胞が担うようになります。B細胞の掃除役が「抗体」とよばれているものです。抗体といえば、病原ウイルスやバクテリ

アなどの病原体（pathogen）とよばれるものに対するミサイル（magic bullet）のようなイメージがありますが、本来の役割はやはり形態形成維持のためのゴミ処理です。ただし、抗体が出現するのは炎症などの「病気の場」です。

肝炎ウイルスによる炎症の最終局面では、抗体（IgM⇒IgG）が出現しますが、これもウイルスに感染した死滅した細胞のゴミ処理です。脳の外傷によって損傷を受けた後には、脳の損傷組織に反応するT細胞（autoreactive T cell）が損傷部位の修復を加速させることも分かっています[233]。本来は自己組織に反応するリンパ球もコントロール下にあれば、このようにゴミ処理と組織修復という仕事をきちんとこなしてくれます。ということは、自己免疫反応とよばれているリンパ球の自己組織への過剰な反応（それによって炎症が引き起こされる）は、生命場のコントロール下にないときと考えるのが筋です。それでは、コントロール不能になるのはどのような場合なのでしょうか？

炎症が激化すると細胞（食細胞やリンパ球も含めたすべての細胞）に過剰なストレスがかかりストレス酵素の一つであるホスホライペースＡ２が活性化します。この酵素は細胞内のリン脂質に含まれるプーファ（多価不飽和脂肪酸）を遊離させます。そして、アラキドン酸などのプーファからエイコサノイド（eicosanoids）を大量に産生します[234]。炎症が激化するとこれらの細胞内にあるプーファやエイコサノイドが生命場に散乱・溢れ出ます（Eicosanoid Storm, エイコノサイドの嵐）[235]。これが最も危険なゴミ（mess）になります。エイコノサイドのひとつであるプロスタグランディンE2（PGE2）やロイコトリエン（LTB4）は、炎症の場でヘルパーT細胞（Th1、Th17）を活性化します。その結果、炎症の場で破壊された自己組織への攻撃がプライミング（免疫系を賦活する初回刺激）されます[236]。

このようなゴミ（mess）が散乱していると、食細胞が過剰に活性化して炎症を起こし、その炎症でさらに分解された自己組織に反応するリンパ球（B、T細胞）が活性化されます。その良い例が代表的な自己免疫疾患である全身性エリテマトーデス（SLE）です。遺伝子（DNA）、タンパク質（ヒストン）、ミトコンドリアの脂質（カルジオリピン）などの自分の細胞成分に頻繁に抗体ができます[237]。

処理できないゴミ（mess）の蓄積や、最も危険なゴミ（the most dangerous mess）といえるプーファやエイコサノイドが生命場にばら撒かれることが、自己免疫疾患の温床となるメカニズムの一つです。そのベースは生命場に強い炎症が起きてゴミ（mess）

が出ることです。

生命場にばら撒かれたエイコサノイドでもロイコトリエンE４（Cysteinyl leukotriene E4）やプロスタグランディンD２（PGD2）は、ヘルパーT細胞（Th２）や自然免疫に関わるリンパ系細胞（ILC2s, innate lymphoid 2 cells）を活性化してアレルギー反応に関わります[238]。プロスタグランディンD２は、いわゆる頭頂が禿げる男性型脱毛症の原因物質としても注目されています[239]。毛根への炎症が脱毛の原因になっています。

また自己免疫疾患でエイコサノイドによって活性化されるヘルパーT細胞（Th17）は、炎症の場ではガンの形成、増殖、転移を促進します[240]。プロスタグランディンE２（PGE２）はダイレクトにガンの増殖を促すこともよく知られています[241]。

さらに感染（炎症を引き起こすもの）や炎症の場では、白血球系の食細胞から細胞外小胞（Extracellular vesicles, エキソソーム（exosome）とマイクロ小胞（microvesicle）から成る、EMVsという細胞成分を入れた小胞が放出されます。この小胞の中にエイコサノイド（その他、タンパク質、核酸なども含まれる）があるため、生命場に炎症を促進するエイコサノイドが小胞から生命場にばら撒かれます[242]。興味深いことに、カンジダや緑膿菌は、細胞に感染してプロスタグランディンE2やその反対の作用をするレゾルヴィンE1（Resolvin E1）などを細胞内のプーファから誘導する作用を持っています[243]。

このような炎症の場で放出される小胞のエイコサノイドによって、喘息などのアレルギー疾患やガンが引き起こされることも示唆されています[244]。

ただし、上記のエイコノサイドあるいはそれらから活性化されるリンパ球系の働きも“場”によって炎症／抗炎症のいずれにも変化します（コンテキスト依存＝エネルギー代謝依存）。

炎症の激化では食細胞の食作用が抑制され、リンパ球系の働きが活性化していきますので、ゴミ（mess）は貯まっていく一方です。このゴミ（mess）は、上手くバトンタッチされたリンパ球系で処理できないと、上述したように自己免疫疾患やガン発生・増殖の温床となります。

まさに、ゴミ（mess）の集積によるいつまでも消散しない慢性炎症（unresolved inflammation）によって、形態形成維持に大きな混乱を起こしている過程（process）、それがガンの正体です[245]。

27　食細胞（好中球）の自然死と破裂死

自然死した好中球をマクロファージが食作用によって処理すると、マクロファージ内でレゾリンヴィン（resolvins）、プロテクティン（protectins）、マレスィン（maresins）などの「イムノレゾルヴァント（immunoresolvents）」と呼ばれている局所ホルモン様物質（autacoids, pro-resolving mediator）が産生されます。これらは局所の炎症を止め、組織修復に働くように作用します[246]。

これらの局所の炎症を抑えて組織修復を促す局所ホルモン様物質（autacoid：オータコイド）は、ＥＰＡ、ＤＨＡなどのプーファ（多価不飽和脂肪酸）から誘導されます。今のところ、これらの局所ホルモン様物質は、生理的条件では期待したような働きはないと考えられています[247]。つまり、アスピリンなどの刺激があって大量に産生されると局所の炎症を止めたり、組織修復の作用を示したりするということです。これらのオメガ3から誘導されるオータコイドもエイコサノイドと同様に生命場によって炎症・抗炎症のどちらにも作用することが今後は明らかになってくるでしょう。

［図44］好中球細胞外トラップ（NETs:neutrophil extracellular traps）

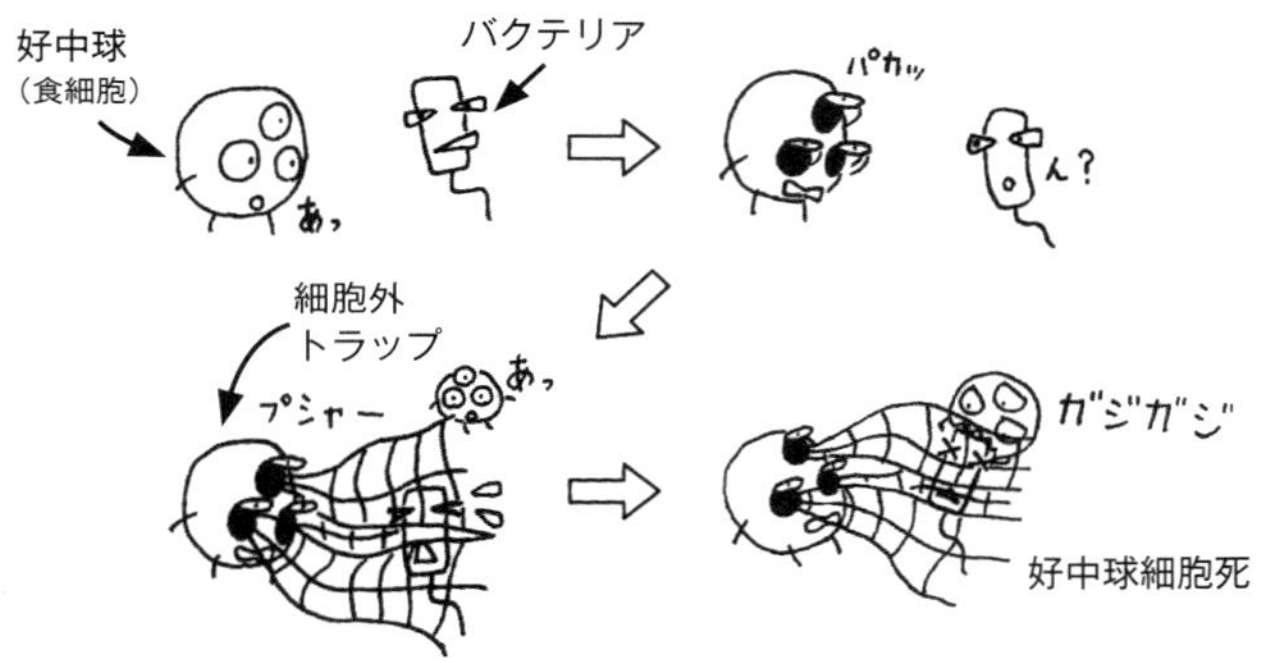

好中球が破裂する好中球壊死という状態がある。エンドトキシンやミトコンドリアからの活性酸素種によって活性化された好中球は、核内の染色体や顆粒の網目状の混合物を細胞外に放出する。好中球細胞外トラップ（NETs）は細胞内で消化（貪食）しにくい細菌、ウイルス、真菌を細胞外で網に捉える。捉えられた細菌は好中球やマクロファージに貪食されやすくなる。この過程はネクローシスやアポトーシスとは異なるタイプの細胞死ということで、好中球細胞死（NETosis）と名付けられている。

その一方で、好中球が破裂する好中球壊死という状態があります。エンドトキシンやミトコンドリアからの活性酸素種によって活性化された好中球は、核内の染色体や顆粒の網目状の混合物を細胞外に放出することが発見されています。この網は好中球細胞外トラップ（NETs: neutrophil extracellular traps）と呼ばれています。

　好中球細胞外トラップは細胞内で消化（貪食）しにくい細菌、ウイルス、真菌を細胞外で網に捉えます。捉えられた細菌は好中球やマクロファージに貪食されやすくなります（NETsそのものにも殺菌作用がある）。この過程はネクローシスやアポトーシスとは異なるタイプの細胞死ということで、好中球細胞死（NETosis）と名付けられています[248]。

十三億年前に出現していた単細胞であるアメーバ（Dictyostelium discoideum）は、細胞外トラップで侵入してきたバクテリアを捉えるというシステムを持っています[249]。多細胞生物の好中球の細胞外トラップ作用も単細胞から引き継いだものといえます。

好中球細胞外トラップ（NETs）の成分は、遺伝子（DNA）、ヒストンタンパク質、アンフォテリシン（HMGB1, high-mobility group box 1）、好中球エラステース（NE, neutrophil elastase）、マイエロペロキシデース（MPO, myeloperoxidase）、カセプスンG（cathepsin G）、プロティネース3（proteinase 3）、殺菌性浸透性増大タンパク質（BPI, bactericidal permeability increasing protein）、カルグラヌリン（calgranulin）、αデフェシン（α -defensins）、ラクトフェリン（lactoferrin）、マトリックス・メタロプロテネース（MMP-9, matrix metalloproteinase-9）、ペプタイドグライカン認識タンパク質S（PGRP-S, peptidoglycan recognition protein-S）など多彩な成分があります。

当初、この好中球のバースト（破裂）による好中球細胞外トラップ（NETs）および好中球細胞死（NETosis）はいわゆる自然免疫に働くと考えられてきました（もはや自然・獲得免疫の概念は意味がない）。しかし、この好中球細胞外トラップの成分そのものが後述するダメージ（傷害）関連分子パターン（DAMPs）となり、食細胞のパターン認識受容体（ＰＲＲｓ）に認識されて炎症を引き起こすことで自己免疫疾患の原因になっていることが分かりました[250]。

全身性エリテマトーデス（ＳＬＥ）では好中球細胞外トラップが亢進し、かつゴミ（NETs複合体＝mess）処理がうまくいかないため慢性炎症が起こります[251]。

血管に好中球細胞外トラップ成分への炎症が起こると血管炎が起こります（抗《こう》好中球《こうちゅうきゅう》細胞質《さいぼうしつ》抗体《こうたい》関連《かんれん》血管炎《けっかんえん》、anti-neutrophil cytoplasmic antibody（ＡＮＣＡ）-associated vasculitis; ANCA-associated vasculitis）。好中球細胞外トラップ（NETs）成分への抗体（ANCAs: anti-neutrophil cytoplasmic antibodies）ができることで診断されます[252]。

好中球細胞外トラップ成分中のヒストンなどのタンパク質にシトルリン化が起こることで、ゴミ（mess）になります。このシトルリン化したゴミによって炎症が起きるのは関節リウマチです（シトルリン化したタンパク質に自己抗体ができる）[253]。糖尿病でも好中球細胞外トラップによる慢性炎症が認められることが分かっています[254]。

この好中球細胞外トラップ（NETs）の成分がゴミ（mess）になることで様々な慢性炎症疾患を引き起こすのは、生命場のエネルギー代謝低下（ゴミを処理する食細胞のエネルギー代謝低下）による不完全なゴミ掃除が原因です。

28 自己免疫疾患が膠原病と呼ばれる理由

ダメージを引き起こすと認識されるゴミ（mess）は、細胞の成分だけではありません。細胞周囲の生命場であるコラーゲン線維がリッチな間質（interstitial space, extra-cellular matrix）の炎症によって破壊されることからも起こります。その結果、ファイブロネクチン（fibronectin）、バイグライカン（biglycan）、硫酸へパラン（Heparan Sulfate）、低分子ヒアルロン酸（hyaluronic acid）などの間質分解産物もダメージを引き起こすゴミ（mess）と認識されるようになります。これらの間質の分解産物も食細胞を活性化して炎症を加速させます[255]。

つまり、炎症の場（病気の場）では、通常は自分の細胞の構成成分に対して起こらない過剰な反応（炎症）や抗体の産生が始まるようになります。前者が自己免疫反応（自己免疫疾患、膠原病）、後者が自己抗体（autoantibody）とよばれているものです。

実際に炎症の場では、食細胞である樹状細胞（DC, dendritic cell）は、これらの細胞成分に〝ダメージを及ぼすゴミ（mess）〟というタグ付けを強く行うようになります[256]。炎症の場では、樹状細胞は細胞成分が免疫原性（immunogenicity）を高めるように働く、つまりそれらの構成成分に対して強く炎症が起こるように促すということです。

自己免疫疾患が膠原病（コラーゲン病）とよばれるのは、炎症がコラーゲン線維の多い間質に及ぶからです。そして炎症によって分解される間質成分がゴミ（mess）と認識されて、自己の間質が攻撃を受けることになるからです。

29 ゴミ（mess）＝MAMPs（PAMPs），DAMPs

一九九四年にポリー・マットジンガー（Polly Matzinger）は、ゴミ（mess）によるダメージのことを〝危険信号（danger signal あるいは alarm signal）〟と呼ぶ「デンジ

[図45] 炎症を引き起こす代表的な微生物関連分子パターン（MAMPs, マンプス）

パターン認識受容体（PRRs）	マンプス（MAMPs）	病原性微生物
Toll 様受容体 1 （TLR1）	トライアシル・リポタンパク ペプチド・グライカン　etc.	バクテリア
Toll 様受容体 2 （TLR2）	リポタンパク質 βグルカン 糖タンパク質	バクテリアなど 真菌 ウイルス
Toll 様受容体 3 （TLR3）	二重鎖 RNA	ウイルス
Toll 様受容体 4 （TLR4）	エンドトキシン（LPS） リン脂質 糖タンパク質	バクテリア 原生動物 ウイルス
Toll 様受容体 9 （TLR9）	DNA （UnmethylatedCpG (-C-phosphate-G-) DNA）	バクテリア ウイルス 原生動物

ャー理論（danger theory）」を発表しました[257]。食細胞の活性化はダメージを負った組織から放出される「危険信号」によって引き起こされるというもので、この危険信号をダメージ（傷害）関連分子パターン（DAMPs：danger or damage-associated molecular patterns）と名付けました。

その危険信号の中でも微生物由来のものを病原体関連分子パターン（パンプス、PAMPs：pathogen danger-associated molecular patterns）と呼んで区別しています。しかし、私たちの体内で多種類の微生物が共生しているように、ほとんどの微生物は病原性を示しません。しかし、菌体が破裂してエンドトキシン（内毒素）などのバクテリア成分が放出されると炎症を引き起こします。つまり、〝場〟（状況）によっては潜在的に病原性を発揮するということです。

したがって、この病原体関連分子パターン（PAMPs）は、微生物関連分子パターン（MAMPs: microbe-associated molecular patterns）と呼ぶ方が適切です[258]。

ゴミ（mess）と私が命名したものは、一昔前までの免疫学では一様に「抗原《こうげん》（antigen）」と呼ばれていたものです。その抗原という呼び方は、現代の免疫学ではダメージ（傷害）関連分子パターン（DAMPs,ダンプス）と微生物関連分子パターン（MAMPs, マンプス）の二つに置き換わろうとしています。

抗原やマンプス（MAMPs）、ダンプス（DAMPs）と呼称するよりも、生命場に炎症を引き起こす場合は、ゴミ（mess）と統一するとよりクリアーカットになります。なぜなら、マンプス（MAMPs）、ダンプス（DAMPs）と呼んでいるものも抗炎症（免疫抑制）に働く場合もあるからです。

30　抗がんキノコも微生物関連分子パターン

一八九五年にオーストリアのアドルフ・ヤリッシュ（Adolf Jarisch）という皮膚科医が、梅毒で使用した水銀治療によって患者に高熱、悪寒、血圧低下、発疹などのいわゆる敗血症ショック（エンドトキシン・ショック）が起こることを報告しました。ドイツの皮膚科医カール・ハークスハイマー（Karl Herxheimer）も一九〇二年に同じ現象を報告しています。このことから、梅毒治療によって二十四時間以内に起こるショック症状をヤリッシュ・ハークスハイマー反応（Jarisch-Herxheimer reaction）といいます[259]。

その後、梅毒だけではなく、結核、ライ病、ライム病（マダニが媒介）、炭疽菌など他の感染症の治療でも同じ現象が起こることが報告されました[260]。

この原因となるのは、抗生剤治療によってバクテリアが破壊されて放出されるエンドトキシン様の菌体成分（脂質タンパクなど）です。この成分が微生物関連分子パターン（MAMPs, マンプス）という炎症を引き起こすゴミ（mess）となって、食細胞のアンテナと反応して激しい炎症反応を起こします[261]。つまり、ヤリッシュ・ハークスハイ

［図46］ダメージ関連分子パターン（DAMPs）とそのアンテナ（PRRs）

	ダメージ（傷害）関連分子パターン（DAMPs, ダンプス）	パターン認識受容体（PRRs）
Ⅰ.	パターン認識受容体に結合する物質 （HMGB1, HSP, fHA, ミトコンドリア DNA, 細胞質 RNA）	TLRs, RAGE, RIG-I, MDA5, cGAS, IFI16 （マクロファージ、樹状細胞、線維芽細胞などの体細胞）
Ⅱ.	パターン認識受容体に直接結合しない物質 （eATP, MSU, TXNIP, 活性酸素・窒素種 など）	NLRP3 インフラマソーム （マクロファージ、樹状細胞、膵臓の β 細胞などの体細胞）
Ⅲ.	MICA, MICB and ULBPs	NKG2D （自然免疫系リンパ球、T 細胞）
Ⅳ.	NMHC-IIA, アクチン細胞骨格, 酸化リン脂質	自然 IgM 抗体 （補体活性化）
Ⅴ.	小胞体ストレス誘因分子 （アルデヒドなど）	小胞体ストレス応答シグナルセンサー （PERK, IRE1α → XBP1, ATF6）

マー反応の症状は、その炎症によって腫瘍壊死因子（ＴＮＦα）、インターロイキン６（ＩＬ－６）やセロトニンなどが生命場に放出されることで引き起こされるのです[262]。

微生物関連分子パターン（MAMPs, マンプス）には、エンドトキシン（内毒素）以外にもバクテリア由来の糖脂質、ペプタイドグライカン、ウイルス由来の遺伝子（ssRNA, CpGDNA）、糖タンパク質、カビ菌のベータ・グルカン、原生動物のリン脂質などたくさんの種類が同定されています[263]。

ＭＲＳＡなどのグラム陽性の抗生剤

［図47］ゴミ（mess）＝DAMPs, MAMPsは炎症を引き起こす

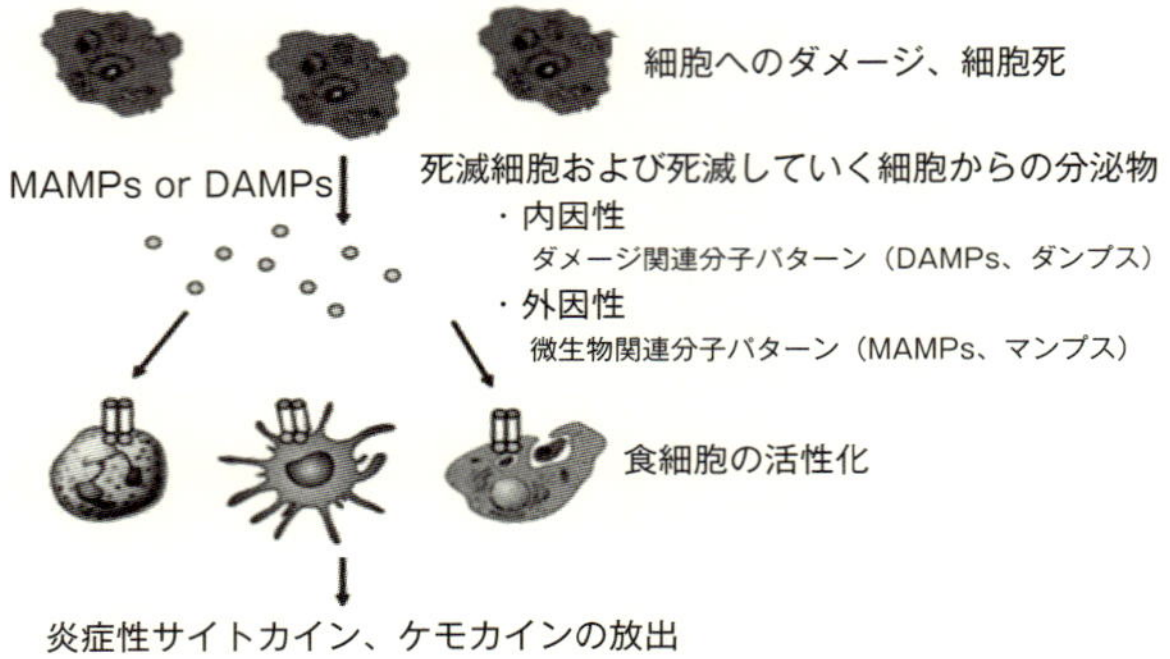

ウイルス、バクテリアの成分（マンプス、MAMPs）や破裂死した細胞から放出される細胞内成分（ダンプス、DAMPs）は、ゴミ（mess）と認識される。食細胞のアンテナがこれらのゴミに反応して生命場に炎症を引き起こす。

耐性菌に対して最終手段で使用されるバンコマイシン（vancomycin）、ダプトマイシン（daptomycin）、リネゾリド（linezolid）などはバクテリアを破壊して微生物関連分子パターンを放出することが確かめられています（ただし、バンコマイシンなどは食作用を高めるために炎症が相殺される）[264]。抗生剤治療によってバクテリアが破壊されて微生物関連分子パターンが生命場に放出された場合には、炎症が逆に加速することもあり得ます。

アガリスクやメシマコブは、免疫賦活作用がある健康食品だと謳

われています。これらのキノコ類には真菌由来のベータ・グルカン（Mushroom β-glucans）が含まれています。このベータ・グルカンが微生物関連分子パターンとなるために炎症を引き起こす作用を利用しているのです。したがって、原理的にはガンのワクチンと同じで、このマンプス（MAMPs）による炎症によってガンを縮小することを期待しているのです（この作戦が吉とでるか凶と出るかも〝生命場〟次第です）。

31 敵は我の中にあり——ダメージ（傷害）関連分子パターン

加齢の一つの特徴として慢性炎症が認められることが報告されるようになりました。この加齢に伴う慢性炎症を「インフラメイジング（inflammaging=inflammation+aging）」と呼んでいます[265]。その原因は、外来の病原性微生物にあるのではなく、むしろ自分の細胞が出すゴミ（mess）＝ダンプス（DAMPs）が、加齢によるエネルギー代謝低下によるゴミ処理能低下によって蓄積してくるからです[266]。映画化された小説に『復讐するは我にあり』というものがありましたが、まさに敵は我の中にあり（the enemy comes from within）です。

細胞内の中でも特にミトコンドリアはダンプス（DAMPs）源になります。なぜなら、ミトコンドリアは古代においてはバクテリアの祖先だったからです。ダメージを受けたミトコンドリアから出されるダンプスには、ミトコンドリア遺伝子（circular, undermethylated mtDNA）、カルジオリピン、ホルミル化ペプタイド（formylated peptides）など様々なものがあります。

加齢にともなう慢性炎症の持続というインフラメイジングは、自分の細胞内の成分に対する制御不能の自己免疫反応といえるでしょう。もちろん、細胞の破裂や細胞内器官のダメージによって、細胞成分があるべき場所にない場合（misplaced）に、つまり生命場に散らばった場合に、通常では起こりえない自分の細胞成分がダンプス（DAMPs）になります。

現在までダメージ（傷害）関連分子パターン（DAMPs）と同定されたものはたくさんあります。これらのゴミ（mess）が危険信号となって、マクロファージ、肥満細胞などの白血球系細胞の受容体（アンテナ）に信号を送ります。このアンテナのことをパターン認識受容体（PRRs: pattern-recognition receptors）と呼びます。Toll様受容体（TLR）、インフラマソーム（inflammasome）、終末糖化産物受容体（RAGE, receptor for advanced glycation end products）などのアンテナがあります[267]。このアンテナは骨髄系の白血球だけでなく、リンパ球、線維芽細胞、上皮細胞などにも備わっています[268]。

危険信号を受け取った白血球（リンパ球）は、様々なサイトカインやキモカイン（chemokine）を放出し、ダメージを受けている部位に他の白血球やリンパ球を集積させます。この場合、サイトカイン量が多いと、ホルモンと同じく全身に作用します。肝臓に作用してＣＲＰというタンパク質（補体を活性化、炎症、血栓促進）を産生し、脳に作用すると発熱・倦怠感・食欲不振・性欲減退などを引き起こします。

Ｔリンパ球もこれに加わって細胞障害に働きます。血液中の補体も動員して組織にダメージを与えます。そして最終的なゴミ処理としてＢリンパ球が登場します。

この過程で十分なエネルギーがないと、ゴミ（mess）がうまく処理できずに炎症が継続していきます。最終的には組織破壊が進むと、血管新生・線維化が過剰に起こり、組織の機能が失われます（炎症の終末像のパターン）。ホスト（宿主）の状態によっては、この炎症の場が自己免疫疾患やガンの素地にもなるのです。

32　死滅していくガン細胞が放出するゴミ（mess）

ゴミ（mess）であるマンプス（MAMPs）、ダンプス（DAMPs）は食細胞のアンテナに作用して炎症を引き起こします。形態的には細胞破裂を起こすネクローシス（細胞壊死）、ネクロトーシス（necroptosis）、パイロトーシス（pyroptosis）、フェロトーシス（ferroptosis）などでは、死滅した細胞成分がゴミとなって炎症を引き起こします。

しかし、場によってはその逆に炎症を抑制する方向に持っていくことがあります。炎症を引き起こしてリンパ球を活性化するには、前述の表に挙げた様々なゴミ（mess）が食細胞の樹状細胞（DC, dendric cell）のアンテナ（PRRs）と反応して活性化される（成熟する）ことが最初のステップになります。

ただ、樹状細胞（ＤＣ）がゴミ（mess）の刺激を受けて活性化するだけではリンパ球の活性化を起こせないことが分かってきました。場合によっては、リンパ球の反応を逆に抑える免疫寛容状態を作ることさえあるのです[269]。

食細胞、リンパ球などから放出されるサイトカインであるインターフェロンα（IFN

α）やインターフェロンβ（IFNβ）、「I型インターフェロン（type I interferon）」は、リンパ球の活性化を抑える役割があることが報告されています[270]が、これもコンテキスト依存です。

そして死滅したガン細胞からも免疫寛容状態であるT細胞疲弊（T cell exhaustion）を引き起こすゴミ（mess）を出すことが明らかになりました[271]。

ガン細胞は免疫チェックポイント分子を出したり、死滅した細胞からT細胞疲弊（T cell exhaustion）を引き起こすゴミ（mess）を放出したりすることで、形態形成維持の自己監視機能を逃れています。何度も繰り返しますが、これらはガンが〝自分の細胞〟であることの証左ともいえるのです。

前述した放射線治療後の死滅ガンによって周囲のガン細胞が増殖する現象（レベス現象、the Révész phenomenon）なども、死滅したガン細胞からダンプス（DAMPs）であるプロスタグランディンE2（PGE2）や低酸素因子が放出されることが原因です[272]。死滅したガン細胞から放出されたプロスタグランディンE2（PGE2）は、食細胞に対して腫瘍壊死因子（TNF－α）などのサイトカインの分泌を低下させて、M2型のマクロファージを増加させて腫瘍増大に働きます[273]。

逆に死滅したガン細胞から放出されるリン脂質（phosphatidylserine）によって各種の炎症性サイトカイン、ケモカイン（TNF, IL-6, IL-8, CCL4, and CCL5　etc）が食細胞から放出されることでガンの場が形成されてガンが増殖することも報告されています[274]。

このように死滅した細胞から放出されるゴミの種類や量によって炎症が促進される場合（mess）もあれば、その後の炎症が抑えられる場合（debris）もあります。

さらに炎症が促進される場合においてもガンが縮小する場合（コリーの毒素の成功例）もあれば、ガンの場（キャンサー・フィールド）を強化してガンを増殖させることもあるのです。ガンの場においてもすべてはコンテキスト依存です。

人間の浅はかな大脳新皮質（前頭葉）レベルでこの生命の複雑系を単一の物質や治療法で解決しようとするアプローチがいかに予測不可能かつ危険であるかが、形態形成維持システムを通してお分かりになったと思います。

33　目に見えないエネルギーもゴミ（mess）を産生する

社会・経済的逆境にあると炎症性サイトカインを放出する未熟な単核球が血液中に放出され、炎症性疾患に罹りやすくなることが指摘されていました[275]。

急性ストレスによって、脳内でネクローシス（壊死）に見られる細胞破裂型の細胞死（神経細胞および脳内の食細胞であるマイクログリア細胞）によってＨＭＧＢ－１（high mobility group box-1）というダンプス（DAMPs）＝ゴミ（mess）が放出され、食細胞の細胞内にあるアンテナ（inflammasome, インフラマソーム）を介して炎症反応を引き起こすことがすでに報告されています[276]。

また、精神的ストレスによって交感神経系が過剰に刺激されると、ノルアドレナリン、ニューロペプチドＹが生命場に放出されます。これらの物質は食細胞（マクロファージ）に作用して、分裂促進因子活性化タンパク質キナーゼ（MAPK：Mitogen-activated Protein Kinase）のシグナルをオン（炎症、細胞分裂へ）にし、前述したＨＭＧＢ－１というダンプス（DAMPs）＝ゴミ（mess）を放出させます[277]。このゴミ（mess）によってさらに他の食細胞が活性化し、炎症を加速させることで心臓血管疾患が引き起こされます[278]。

このように、精神的ストレスという目に見えない〝エネルギー〟は、体内でゴミ

(mess) という〝物質〟に変換されて生命場の形態形成維持にダメージを引き起こすのです。

34 ゴミ(mess)をキャッチするアンテナ――インフラマソーム

マンプス(MAMPs)、ダンプス(DAMPs)といったゴミ(mess)の信号をキャッチするアンテナとしてToll様受容体(TLR)、スカベンジャー受容体(SRs：Scavenger receptors)をはじめ、さまざまなパターン認識レセプター(PRRs)があります。

その中で、いわゆる非感染性炎症(sterile inflammation)に深く関与しているインフラマソーム(Inflammasomes)という構造があります。骨髄性細胞(食細胞)の細胞質内に存在しています。微細粒子(microparticle,シリカ、アスベストなど)、ATP、コレステロール(尿酸)、クリスタル、エンドトキシン、βアミロイド、リポファッシン(lipofuscin、鉄とアルデヒドの結合体)などの様々なマンプス(MAMPs)、ダンプス(DAMPs)やミトコンドリアの活性酸素種(ROS)で直接・間接的に活性化されるとされています[279]。ちなみにワクチンのアジュバントに使用される水酸化アルミニウム(alum)は、食細胞のインフラマソームを活性化して炎症を引き起こします[280]。

このインフラマソームというアンテナがゴミ(mess)によって活性化されると、食細胞からサイトカイン(ＩＬ－1β，ＩＬ－18)が放出されてパイロトーシス(pyroptosis)やネクロトーシス(necroptosis)というプログラム細胞死を引き起こします。これらの細胞死は前述したように細胞が破裂してゴミが散乱するタイプのものですから、炎症を引き起こします[281]。

このインフラソームの活性化による炎症は関節リウマチ、全身性エリテマトーデス、炎症性腸疾患などの様々な自己免疫疾患と関連しています[282]。

その一方で、腸の粘膜組織ではインフラソームの活性化は、組織修復などの形態形成維持に必須の働きをしています[283]。この場合は、ダメージを受けて死滅した細胞から放出されたダンプス(DAMPs)＝ゴミ(mess)によって、腸粘膜に存在している食細胞のインフラソームが活性化します。その結果、放出されるサイトカインは組織修復(腸壁バリアーの形成、粘液分泌細胞の維持)、腸内微生物の維持に作用します[284]。

つまり、ゴミ(debris)に対する食細胞の処理機構(形態形成維持)としてインフラソームという細胞内アンテナが存在していますが、炎症の場で放出された過剰なゴミ（mess）では、食細胞のインフラソームに過剰反応が起こることで炎症を加速させる方向へ傾くのです。インフラソームの活性化もコンテキスト依存ということです。

35 免疫の老化（Immunosenescence）はあるのか？

免疫系にも老化現象（Immunosenescence）があり、一定の傾向があることが報告されています。具体的には、食作用を中心とした食細胞の働きは比較的保たれるのに対して、リンパ球系の働きが低下していくとされています[285]。

高齢者にＢＣＧ（Calmette-Guérin bacillus）を皮内接種すると、他のバクテリアや真菌に対してでも、食細胞（単球）から四～七倍のインターフェロン（ＩＦＮ－γ）、二倍の腫瘍壊死因子およびインターロイキン（TNF and IL-1β）が産生されます。その効果は、ＢＣＧ皮内接種の三カ月以降も続きました[286]。これは、前述したように食細胞にも免疫記憶があることを示しています（trained innate immunity）。

このように高齢者でも食細胞の機能は高まっています。さらに、この食細胞の機能亢進は、たとえバクテリアなどの刺激がなくても持続的に起こっています[287]。この加齢による食細胞の持続的な興奮状態は、前述した「インフラメイジング」（加齢に伴う慢性炎症状態）の原因となっています。

とくにリンパ球のT細胞の働きが低下していることが指摘されています。具体的には若年者と高齢者では、T細胞の代謝が異なることが報告されています[288]。高齢者のT細胞では、糖の完全燃焼というミトコンドリアでのエネルギー産生に支障を来しているため、エネルギーが涸渇している状態が認められます[289]。そして糖はエネルギーとしてよりも、むしろ還元型グルタチオン、NADPHといった還元物質を産生するのに使用されています（これを「ペントース・リン酸経路」といいます）。

そのため高齢者のT細胞は「還元ストレス」にさらされています（還元ストレスは慢性病の元凶）。この糖の代謝の変化によって最終的にはT細胞のアンテナ機能を低下させてしまいます[290]。そのために高齢者にはインフルエンザウイルスなどに対するワクチン（マンプス＝MAMPs）の効果も低いといわれています[291]。

ところが、帯状疱疹のワクチンは、炎症を引き起こすアジュバントを添加してやれば、八十歳以上の高齢者でも炎症を引き起こせる（炎症のあとリンパ球の記憶免疫ができる

＝ワクチンの効果がある）ことも報告されています[292]。また、高齢者の悪性黒色腫（メラノーマ）に対して前述した免疫チェックポイント阻害剤を使用した経験から、Ｔ細胞は再活性することも確かめられています[293]。さらに、百歳を超えた高齢者（centenarians）から採取した皮膚の線維芽細胞でも、遺伝子操作すると若年者の場合と同じく完全に幹細胞に再プログラム（ｉＰＳ細胞）することが可能です[294]。

百歳を超えた高齢者ではガン、高血圧、心臓血管疾患、脳卒中などの慢性炎症による慢性病が少ない[295]ことも考慮すると、加齢に伴って必ずリンパ球の機能が低下するということは言えないことが分かります。

それにも関わらず免疫に加齢現象が見られるように感じられ、かつ実際にそれが研究対象となるのはなぜでしょうか？

リンパ球のコントロールに重要な働きをしている胸腺やリンパ節および白血球とリンパ球の産生器官である骨髄は、すべて糖のエネルギー代謝依存です。加齢に伴ってエネルギー代謝が低下してくると、これらの器官の委縮（構造と機能の崩壊）が起こることによって免疫系（形態形成維持）が影響を受けます[296]。これが免疫系に加齢現象が認められることの最大の原因です。

しかし、加齢によっても糖のエネルギー代謝が十分であれば百歳を超えても慢性病に罹りくいように、免疫系の老化によって機能しなくなることはありません。加齢によって免疫系の老化現象（Immunosenescence）というものが必ず見られるものではなく、むしろその個人のエネルギー代謝レベルによって個々の環境に免疫系が変化していく（modified/modulated immune system）と捉えた方がよいでしょう。

36　生命の柔軟性——すべてはコンテキスト（生命場）依存

従来の免疫学では、免疫細胞が出している標識（marker）によって分類しています。たとえば、T細胞であれば、CD4+という標識を出していればヘルパーT細胞と呼び、CD8+という標識を出していれば細胞障害性T細胞と呼んでいます。

この標識によって分類していくと、あるグループの中にそのサブグループができて、サブグループの中では正反対の働きをするものが出たりして、頭が混乱してきます。さらに違うグループなのに同じ働きをすることが判明したりすると、ますます細胞の出している標識（マーカーによる）分類に意味があるのかと疑問にとらわれます。これが免疫学を複雑・難解にさせる原因の一つになっています。

しかし、私たちの食細胞やリンパ球は、分類上分けられる二つの細胞標識を同時にもっているものもあり、細胞標識のあるなしによってクリアーカットに分類することはできません[297]。現実的には、よりある標識が他のものよりも強く出ているという相対的なものでしかないのです。

分かりやすく説明しましょう。AとBという二種類のゴミ（mess）があったとしましょう。あるリンパ球はAというゴミに強く反応しますが、Bに対する反応はそれより小さくなります。他のリンパ球は、Bには強く反応しますが、Aに対する反応はそれより小さくなります。このように、いずれのリンパ球も両方のゴミ（mess）に反応できるのですが、ある処理すべきゴミ（mess）に対しての反応の濃淡が細胞によって異なるということです。私たちの体内にはこのように様々なゴミ（mess）に対して反応できる中間的な免疫細胞をリザーブとして抱えています。ある特定のゴミ（mess）の処理には比較的そのゴミ（mess）に反応の強い細胞群が対処しているというのが現実で、それは柔軟な形態形成維持のシステムといえるでしょう。

このような柔軟なシステムがあるために、加齢とともにある特定のゴミ（mess）処

［図48］蝶ネクタイ構造（bow tie structure）or
砂時計構造（hourglass structure）

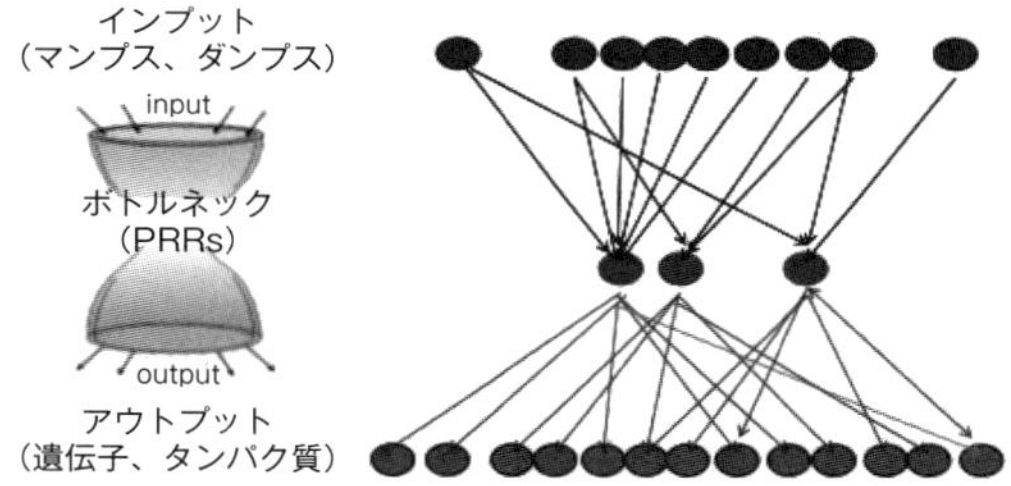

生命システムの一つである蝶ネクタイ（砂時計）構造。多数のインプットは細胞内の限定された数個のシグナル（ボトルネック）から多数のアウトプットを産む。この生命システムは環境因子に対して柔軟な適応を可能にする。コンテキスト依存もこの柔軟な生命システムに依拠している。免疫システムも蝶ネクタイ構造である。

理に強く反応する免疫細胞が減少したとしても、他の免疫細胞がバックアップすることが可能です。

そして、コンテキスト（細胞の置かれている場）によって働きが変化するというのは、基本的な生命の仕組みによります（陰が陽になり、陽が陰になる）。私たちは日々、環境から様々な影響を受けています。これらの様々な刺激は何百という数にのぼりますが、その刺激に反応するのは、数種類（多くても十種類程度）のアンテナです。そしてそのアンテナからのアウトプットは数千種類の遺伝子になります。

その分かり易い例をあげると、目の

機能があります。色や光を感知するのは網膜にある光受容体というアンテナです。このアンテナは三種類しかありませんが、太陽光の広範な電磁波の周波数に対応しています。そして、それらのアンテナから脳内に投射されて生み出される色（脳で認識される色）は無数（七色の基本色から無数のグラデュエーション）に上ります。

このような形態形成維持の仕組みを「蝶ネクタイ構造（bow tie structure）」あるいは「砂時計構造（hourglass structure）」といいます。インプットが数多くあり、それに反応する少数のアンテナがボトルネック（bottle neck）となり、そこからのアウトプットが無数にあるという形です[298]。

形態形成維持の一つの機能である免疫系では、このインプットにあたる刺激はマンプス（MAMPs）、ダンプス（DAMPs）といったゴミ（mess）やストレスなどの目に見えない物質にあたります。ボトルネックにあたる部分が無数の刺激に反応するパターン認識受容体（PRRs）という数種類のアンテナです。そして、アンテナからのシグナルは何百という遺伝子に伝わります。遺伝子の情報は最終的に活性物質であるタンパク質へと翻訳されます。この翻訳までの過程も様々な環境因子（温度、圧力、炎症など）によって影響を受けます。

このタンパク質はさらに環境によって修飾を受けて構造的・機能的に変化します。したがって、ある刺激を受けると必ず同じタンパク質が作られて、同じ作用をもたらすとは限りません。これが日々変化する環境に適応するために生命体に備わった柔軟なシステムです。この「蝶ネクタイ構造（bow tie structure）」あるいは「砂時計構造（hourglass structure）」によって、刺激に対する反応をコンテキスト依存に変化させることが可能になっているのです。

このように、生命体の柔軟な環境適応システムの一部分だけを切り取って、そこを修復するようなアプローチは根本的に間違っていることが分かります。たとえば、ある炎症のシグナル経路をブロックするというようなアプローチは、そのシグナル経路によって形態形成維持が成立していたところを破壊してしまいます。また、そのようなシグナル経路をブロックしても、生命体はそれに柔軟に対応して他のシグナル経路や遺伝子などを活性化し、その効果を打ち消すことが可能です。これが近視眼的な設計で創られた医薬品が、時間の経過とともに効果がなくなったり、思いもよらぬ甚大な副作用をもたらしたりする理由です。

第5章

新しいパラダイム（形態形成維持）から見えてくる根本治療

1 免疫の暴走は〝幻〟である

現在の免疫に関する治療は、自己組織に反応するリンパ球にダメージを与えたり、炎症のシグナルをブロックしたりするものが主体です。これは、暴走した免疫システムを実体（entity）のある異物のように捉える現代医学の過ち（単純な因果関係に落とし込む線形思考）から由来しています。ガンに対する治療もまったく同じです。ガンを異物として叩くという治療（heroic medicine）に終始しています。したがって、自己免疫疾患とガンの治療薬が非常に似通っているのは偶然ではありません。

ここまで読み進めていただくとお分かりになったと思いますが、自己免疫疾患、アレルギー疾患、さらにはガンまで、すべての慢性病は、生命場の状態（コンテキスト）によって食細胞やリンパ球などが形態形成維持を行っている過程（プロセス）に過ぎず、その実体はありません。吹き出物やヘルペスと同じく形態形成時の一時的な過程であり、これらを実体があるものとしてメスで切り取ったりすることはナンセンスです。

実体のないものにいくらメス(各種の免疫療法)を入れても、「暖簾《のれん》に腕押し」です。しかも、そのメスによって生命場をさらに悪化させることで、中長期的にも形態形成維持が困難になっていきます。コンテキスト依存で食細胞やリンパ球の働きのみならず、エイコサノイド、ホルモン、サイトカイン、ケモカインといった生理活性物質も変化してしまうからです。

つまり、生命場を乱すような現代の免疫治療(暴走する免疫システムを異物と捉えて叩く)は、これらの生理活性物質によりさらに混乱していく方向に向かわせる(エントロピーの増大)のです。

あらゆる慢性病に免疫システム(本当は形態形成維持システムと呼ぶ方がよい)の異常が絡んでいますが、この問題も生命場に焦点を移さないと本質が見えてきません。免疫細胞が作用している生命場を落ち着かせれば、形態形成維持に向かって免疫細胞が働きだします。生命場を落ち着かせ、エネルギー代謝を回すことで、根本原因のみならず、症状を悪化させている暴徒たちも鎮静することが可能になります。免疫も「場の理論」が本質なのです。あらゆる免疫に関する慢性病に対しての根本治療を「場の理論」から以下にお伝えしていきます。

2 泥んこになって遊べ！——衛生仮説の真実

第2章でお伝えした、形態形成維持にとって重要な働きをしている古いB細胞（B-1a細胞）は新しいB細胞（B-2 cell）やT細胞の反応を調整しています[299]。具体的にはB細胞がたくさんのゴミに暴露することで活性化し、たくさんの自然自己抗体（NAAbs）を作ります。これは新しいB細胞（B-2 cell）やT細胞の働きを抑えるために、自己組織に炎症を起こす自己免疫疾患やアレルギー疾患を起こしにくくします。

これは、衛生仮説（hygiene hypothesis）のメカニズムそのものです。衛生仮説とは、幼少時に感染性微生物の暴露が少ないほど、アレルギー疾患や自己免疫疾患のリスクが高まるというものです[300]。

幼少時から泥遊びをしてたくさんの微生物をはじめとしたゴミに暴露しているほど、古いB細胞（B-1a細胞）の活動が盛んになり、アレルギー疾患や自己免疫疾患の原因となる新しいB細胞（B-2 cell）やT細胞の働きを抑えることになります。

これは自分の腸内環境にも同じことがいえます。腸内微生物と炎症との関係は本書の続編で詳述しますが、腸内微生物のバランスの乱れは、新しいリンパ球系を活性化してしまいます[301]。腸内も十分な微生物の暴露があった方がアレルギー疾患や自己免疫疾患のリスクが低下するということです。ニワトリの実験では、プロバイオ（微生物カプセル）の投与によって自然抗体が増加することが確かめられています[302]。

日本のお家芸といえる発酵食も形態形成維持に寄与すると考えてよいでしょう。ただし、酸っぱい発酵食は生命場を乱す乳酸を豊富に含むため注意が必要です。ある種の共生腸内寄生虫（helminth）がアレルギー疾患や自己免疫疾患のリスクを低下させるのも同じ原理です[303]。

泥にまみれて遊ぶことでウイルス、バクテリア、運が良ければ寄生虫にまで暴露します。これこそが本当のワクチンといえるのではないでしょうか。

3 ステロイドの長期投与はなぜいけないのか？

炎症を速やかに止める物質はコルチゾール（一般に言われているステロイド、正式には「糖質コルチコイド」）をおいて他にはないでしょう。コルチゾールはリンパ球の増殖を抑制し、細胞障害能力をブロックします。さらに、ＴＮＦ－ａ、ＩＬ－６といった炎症性サイトカインを減少させ、ＩＬ－10，ＴＮＦ－βといった抗炎症性サイトカインの発現を高めます[304]（ただし前述したように、ここに挙げているサイトカインも厳密には炎症・抗炎症には分けられない。細胞の置かれた〝場〟によって作用は変化する）。また炎症性物質を誘導する転写因子ＮＦ－κＢを抑制します[305]。さらに食作用を活性化します[306]。

炎症を止めるには良い事ずくめのコルチゾールですが、それでは長期的に摂取するとどのような問題を引き起こすのでしょうか？

インフラマソーム（Inflammasomes）という食細胞の内部にある危険（細胞にダメージを与える危険）を察知するアンテナ（PRRs）を活性化し、炎症を促進することが報告されています[307]。実際にコルチゾールの体内産生を促す酵素（11β-HSD1: 11β-hydroxysteroid dehydrogenase-1）をブロックし、コルチゾールの産生を抑えるとインフラマソーム（Inflammasomes）を抑制して炎症が抑えられます[308]。

つまり、長期間ステロイドを使用していると逆に炎症をオンにしてしまうのです。ステロイド以外にも炎症を促進させる転写因子ＮＦ－ｋＢを意図的にブロックすると、インフラマソームを活性化して炎症を引き起こすことが分かっています[309]。

もちろん、長期間のステロイド投与は慢性的にリポリシス（脂肪組織からの脂肪分解、血液中への放出）を起こすため、これによっても炎症を引き起こします（血液中の脂肪、遊離脂肪酸によって炎症が引き起こされる。これを「メタ炎症」という）。

さらにコルチゾールの長期投与によって、自己免疫疾患に罹りやすくなります。自己免疫疾患の治療に使われるはずのコルチゾールでなぜ自己免疫疾患を作り出すのでしょうか？

胸腺はリンパ球系のコントロールセンターです。特に前述したようにT細胞の成熟・成長にダイレクトに関わっています。コルチゾールによって胸腺がダメージを受けるとT細胞の異常を通じてB細胞へのコントロールも効かなくなります[310]。その結果、B細胞の病的な自己抗体産生が起きます[311]。あるいは、B細胞が産生した抗体に結合した抗原抗体が、無秩序に肥満細胞や血小板を刺激して炎症性物質を放出させます。その結果が自己免疫疾患、ガンへとつながります。動物実験では、胸腺を移植したりしてその機能を回復されるとガンが消褪していき、寿命が延長することが報告されています[312]。

またコルチゾールは、胸腺を活性化させる甲状腺ホルモンの合成（肝臓でのT4→T

3）をブロックします[313]。

したがって、炎症を抑えるために使用したステロイドが長期的には逆に制御不能な炎症をオンし、自己免疫疾患やガンさえ引き起こしかねないのです。すでに長期のステロイド療法によってリンパ腫などが併発することが報告されています[314]。

自己免疫疾患の原因として拙著『プーファフリーでよみがえる』『病はリポリシスから』『糖尿病は砂糖で治す』等で取り上げた多価不飽和脂肪酸（ＰＵＦＡ）や糖質制限を挙げているのは、いずれも長期的に慢性的なコルチゾールの上昇を招来するためです。

4　抗炎症＝免疫抑制はよい戦略か？

現代医学ではアレルギー疾患や自己免疫疾患に代表される炎症疾患には、炎症を抑える抗炎症剤を投与します。ステロイド、免疫抑制剤（タクロリムスなど）、抗エイコサノイド、オメガ3（フィッシュオイル）がその代表です。さらには、特定のサイトカイン（ＴＮＦ－αなど）をブロックする生物学的製剤もここに含まれます。

しかし、これらの免疫抑制剤で炎症を抑制したり、あるいはまったく炎症を起こせない状態にしたりしてしまうのも、ゴミをため込むことになるために生命場をゴミの場（病気の場）に変えてしまうことになります。炎症を起こさせないことで症状（痛み、痒み、腫れ、神経症状などの侵される臓器によって多彩な症状を出す）はもちろん消失しますが、果たしてそれで一生逃げ切ることができるでしょうか？

免疫（炎症）を抑制するとゴミは貯まっていく一方ですから、免疫抑制剤は量を増やしていかないと効果がなくなります。そして急に大きく減量したり、中止したりすれば、とてつもないリバンウンド（全身の激しい炎症）が起こります。

そしてこれらの免疫（炎症）を抑える物質でさえ、前述したようにコンテキスト依存で、場によっては逆に炎症を促進するという予期できない事態まで招来します。

DHAについては、最も酸化しやすいプーファ（多価不飽和脂肪酸）であり、プーファは生命場を〝ゴミの散乱場〟と化すアルデヒドを最も発生させる物質です（アルデヒドはタンパク質、リン脂質、DNAと容易に結合する）。DHAは、リゾルヴィン（resolvin）、プロテクチン（protectin）などの免疫抑制、抗炎症物質を誘導することも分かっていますが、その前にそもそも酸化されてしまえば、アルデヒド結合物質というゴミ（mess）を発生させることで炎症（自己免疫反応も含め）を加速させます[315]。

そのＤＨＡは、細胞実験において食細胞（マクロファージ）ではインフラマソーム（inflammasome）という細胞内にあるパターン認識受容体（PRRs）を不活性化して炎症を抑える（＝免疫抑制）[316]と報告されていますが、一方でガン細胞の実験ではインフラマソームを活性化して壊死を起こさせる（パイロトーシス、pyroptosis）ことも報告されています[317]。この研究を素直に受け取ると、ＤＨＡは作用する細胞によって正反対の働きをしています。これも「コンテキスト依存」ということになるでしょう。

ガン組織内で壊死を起こさせると、自分の破裂したガン細胞成分をターゲットに自己免疫反応が始まる可能性があります（腫瘍免疫ができて腫瘍が縮小する可能性がある）。しかし、まだこれは生体内の実験ではないのでＤＨＡがガンに対して効果（腫瘍免疫）を示すかどうかは未定です。

良いことばかりのＤＨＡ礼讃データばかりが散見されますが、最近になってＤＨＡがミトコンドリアの電子伝達系を強力にブロックすることで糖尿病、肥満、心臓血管障害が出現する詳細なメカニズムが発表されています。ミトコンドリアンの電子伝達系において糖からの電子の流れを行うタンパク質に結合しているカルジオリピンというリン脂質があります。ミトコンドリアのリン脂質の中でカルジオリピンは、電子伝達系Ⅰ、Ⅲ、

Ⅳ、ＶおよびサイトクロームＣ（mobile electron carrier）と結合してダイレクトにエネルギー産生に関わっています[318]。

このカルジオリピンは、哺乳類においてはアシル鎖（acyl chain）というところに四つのリノール酸（オメガ６）が結合している形が多いとされています[319]。ところが、フイッシュオイルを摂取したり、リポリシス（脂肪分解）やホスフォライペースＡ２の活性化が起こるような病的な状態では、この四つのリノール酸がＤＨＡに入れ替わります[320]。その結果、電子伝達系複合体Ⅰ、Ⅳ、Ｖ、and Ⅰ＋Ⅲの機能低下が起こるため、糖のエネルギー代謝が低下します。これはミトコンドリアが多い心臓の筋肉などにはダイレクトに影響を与えます。実際にラットなどの動物実験のみならず、糖尿病のヒトの心筋細胞でもＤＨＡの量が有意に多くなっている（＝カルジオリピンが変性している）ことが示されています[321]。

ＤＨＡのミトコンドリアの糖のエネルギー代謝低下作用は、形態形成維持にとって最重要である生命場のエネルギーフローに決定的なダメージを与えます。そうすると、いずれ前述したように自己免疫疾患、アレルギー疾患、ガンなどの発生につながります。慢性病はすべて形態形成維持（morphostasis）の失敗の過程・結果です。

したがって、たとえ細胞実験（生体内とは環境が違う）である物質に効果があったということでその物質を治療目的で使用する場合（生体に応用する）にも、こういった再現性の高い基礎的な実験結果をしっかりと見つめないといけません。純粋な細胞実験は生体での反応（複雑系）の一部を切り取ったものを説明するものに過ぎません。

たとえば、ペトリ皿に入れたガン細胞にＤＨＡやフィッシュオイル（ＥＰＡ）を投与するとそのストレスによってガンが死滅します[322]。しかし、ＤＨＡを体内に投与すると正常細胞のエネルギー代謝もやられてしまうのですから、長期的にはガンの場を作ることになります。

5　ゴミ掃除を邪魔するプーファを避ける

プーファ（多価不飽和脂肪酸）が自動酸化されることで発生するマロンダイアルデハイド（ＭＤＡ）や４－ハイドロキシノネナール（4-HNE）などの過酸化脂質（反応性カルボニル化合物、RCCsあるいはアルデヒドともよぶ）は、細胞内掃除のオートファジー（自食作用）を妨害します。具体的には異常タンパク質などを分解するライソゾームにあるタンパク質分解酵素（proteinase）と結合して、分解作用をブロックします[323]。

網膜色素上皮細胞（RPE，retinal pigment epithelium）は食作用を持ち、ダメージを受けた光受容体細胞を掃除することで網膜の生命場を維持しています。この網膜色素上皮細胞内での食作用（オートファジー）が過酸化脂質によってダメージを受けると細胞外の食作用もうまくいかなくなるということです。

網膜の光受容体細胞には、ＤＨＡが豊富に含まれています[324]。ＤＨＡは何度も繰り返しますが、プーファの中でも最も酸化されやすい脂質です。したがって、光受容体細胞は酸化のダメージを受けやすい細胞です。このようなダメージを受けた網膜細胞を素早く処理するためにも血液中の食細胞だけでなく、網膜色素上皮細胞自体が食作用を発揮することで網膜の形態形成が維持できているのです。

ところが、光受容体細胞が酸化されて形成された「過酸化脂質結合タンパク質（アルデヒド結合タンパク質）」は、食細胞に貪食されても分解されにくいことが分かっています。さらには食細胞内のタンパク質分解酵素の働きにダメージを与えて、他の変性タンパク質の分解をもブロックすることが分かっています[325]。

そして過酸化脂質（アルデヒド）によって、食細胞の食作用がうまくいかなくなると、食細胞の細胞内にリポファッシン（lipofuscin）という鉄と過酸化脂質の結合体が生命場に蓄積してきます。リポファッシンそのものが、生命場で酸素を奪い、活性酸素種（ＲＯＳ）を放出しますので、リポファッシンの蓄積はさらに食作用を低下させます[326]。過酸化脂質（アルデヒド）による網膜組織での形態形成維持異常が加齢性黄斑変性（AMD: age-related macular degeneration）という成人の失明で最も多い疾患の原因となっています[327]。

ＤＨＡなどの不飽和結合の多いプーファは、ミトコンドリアのエネルギー産生を低下させるだけでなく、自動酸化して産生する過酸化脂質（アルデヒド）によって形態形成維持に決定的なダメージを与えます。プーファの蓄積がほとんどない胎児では、胎内で骨折したり傷を負ったりしても線維化を起こすような傷跡を残すことなく完全に修復・治癒します[328]。

まだまだプーファと炎症との関係については言及しないといけない点がありますが、プーファを含め脂肪と炎症の詳細な関係は続編で詳述したいと思います。

［図49］保護ステロイドDHEAによって
ゴミ（mess）処理が高まる

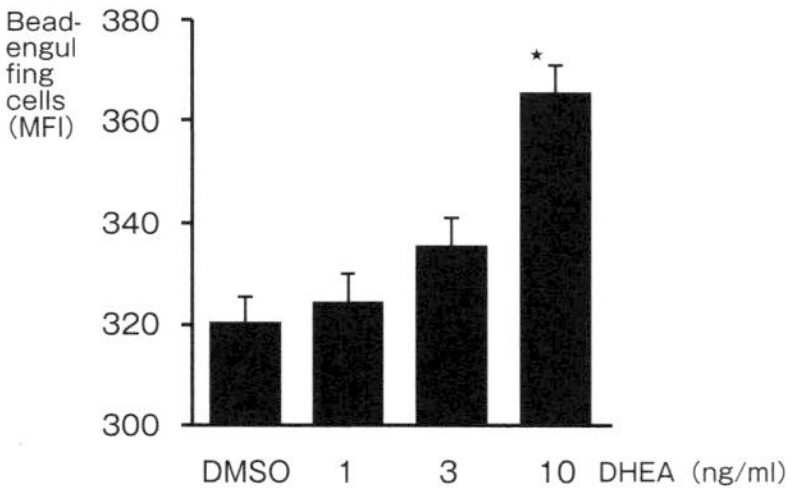

保護ステロイドであるDHEAの濃度が高くなるにつれて食作用が高まる。

6 ゴミ（mess）掃除を高める
——ライフスタイルとしての運動

これはマウスの実験ですが、運動をさせないグループと運動をする（トレッドミルを漕ぐ）に分けて、三ヵ月後にエンドトキシン（内毒素）を注射した実験があります。三ヵ月運動したグループでは肝臓にある食細胞（クッパー細胞、Kupffer cell）の食作用が活性化し、エンドトキシン濃度を低下させました。一方の運動しないグループでは、エンドトキシン、およびそれによって産生される炎症性サイトカインが上昇しました[329]。

さらに運動したグループでは血液中の保護ステロイドあるDHEAが上昇していました。食細胞にDHEAを加えると濃度依存的に食作用が高まることも確認されました。保護ステロイドとは、まさに体をストレスから守るステロイドであり、ミトコンドリアの機能を高めてエネルギー代謝を保護する作用を持っています。DHEAの他に、プロゲステロン、プレグネノロンがあります。

定期的な運動が保護ステロイドであるDHEAを誘導し、食細胞のゴミ掃除機能を高めることが示唆されています。ちなみに、ヒトでも毎日運動しているグループ（サイクリング競技をしているアスリート）と運動をしないグループを比較すると、運動をしているグループは有意にエンドトキシン濃度が低いことも報告されています[330]。

定期的な運動は腸内微生物の多様性を増加させ、腸の壁のバリア機能を高めることも血液中のエンドトキシン濃度低下に寄与しています[331]。

このように定期的に体を動かすことは、生命場をクリーンにすることにもつながります。是非、適度な運動（過呼吸にならない運動）をライフスタイルに組み入れていきましょう。

7 妊娠でなぜ自己免疫疾患が軽快するのか？
——保護ステロイドの重要性

関節リウマチ、多発性硬化症などの自己免疫疾患は、妊娠中は症状が軽快（寛解）し、出産後に炎症が悪化することが知られています[332]。その一方で、妊娠中はインフルエンザウイルスなどの感染症に罹りやすくなることも報告されています[333]。

妊娠にともなって、食細胞の食作用などの働きは活発になりますが、免疫記憶などの新しいリンパ球系の働きは抑えられます[334]。これが妊娠中には自己免疫疾患は抑えられますが、感染症には罹りやすくなる理由です。

それでは、なぜこのようなことが起こるのでしょうか？

それは妊娠中に上昇するプロゲステロンという保護ステロイドの作用がもたらしています。プロゲステロンが妊娠中に十分産生されると、新しいリンパ球であるB細胞（B2 cell）の分化・増殖および特異抗体の産生を抑制します[335]。ちなみに妊娠に必要な受精卵の着床は同じ保護ホルモンのＤＨＥＡの働きにより可能になります[336]。

反復性妊娠喪失（流産、死産、子宮外妊娠など）、不妊、子癇前症、早産などは、現在、体内の胎盤や胎児細胞成分をリンパ球が攻撃することで引き起こされる自己免疫疾患と考えられています[337]。

実際に保護ステロイドであるプロゲステロンはリンパ球の自己組織炎症反応を抑えることで、これらの妊娠関連問題の抑制に寄与します[338]。新しいリンパ球系が制御不能になる自己免疫疾患には総じてプロゲステロンは効果があるということがお分かりになるでしょう。ちなみに病気の場（シックネス・フィールド）において、アレルギー疾患や自己免疫疾患を悪化させるエストロゲンの作用を抑えるのに最も効果のある物質（＝抗エストロゲン作用）は、プロゲステロンです。

8 胸腺を活性化し、機能低下させる食事・物質・習慣に留意せよ――チャクラを意識する

胸腺は脊椎動物にとっては、リンパ球系の形態形成維持の要になっている組織です。胸腺にダメージを与える物質を抑えて、かつ胸腺を活性化させる物質に目を向けること

が、リンパ球系の形態形成維持には必要です。実際に胸腺はダメージを与える物質を除去すれば再生可能です[339]。したがって、胸腺にダメージを与える物質（およびネガティヴ・エネルギー）を極力避けるようにしていくことは実践可能かつ根本治療になります。

まずは胸腺にダメージを与えるストレスホルモンであるコルチゾール、エストロゲンの過剰な分泌を抑えることは必須となります。ステロイドの慢性投与がなくても体内でコルチゾールが過剰に分泌されると同じ結果になります。慢性的な精神的ストレスに限らず、ファスティング、糖質制限やケトン食などのキィトーシス（ketosis）を起こさせる食事法を長期間行うことも慢性的にコルチゾールの分泌を高めて胸腺を委縮させるため禁物です[340]。これらは、欧米の識者の間ではステロイド療法のバージョン（versions of the official treatment with cortisone）と呼ばれているくらいです。また低タンパク質食なども胸腺や骨髄の構造・機能にダメージを与えるために良質のタンパク質（良質のアミノ酸組成）を摂取することが形態形成維持には必須です[341]。

エストロゲンの抑制に関しては、拙著『ガンは安心させなさい』で述べたとおり、クワイノン（napthaquinone）、ナイアシノマイド、ビタミンA，E、カフェインなどが有効です[342]。実際にエストロゲンを産生するアロマテース（aromatase）をブロックすると胸腺組織が回復します[343]。

そして発酵を十分に行っていない大豆製品を避けること。大豆に含まれるアイソフラボン（isoflavones）は、ごく微量でエストロゲン受容体に結合するため強力なエストロゲン作用を持ちます[344]。これらの植物性エストロゲンは胸腺にダメージを与えて自己免疫疾患を引き起こします[345]。

もちろんプーファ（多価不飽和脂肪酸）はコルチゾールとエストロゲンの両方を高めるので胸腺には甚大なダメージを及ぼします。そしてコルチゾールとエストロゲンは脂肪組織からのリポリシス（脂肪分解）を促進するために、プーファの血液濃度が高まるという悪循環をもたらします。

またプーファと鉄はミトコンドリアにダメージを与えて活性酸素種・窒素種（まとめて「フリーラジカルズ」(free radicals) という）を発生させます。胸腺の間質は他の組織と比較して抗酸化物質（酵素）が少ないため、これらのフリーラジカルズによって容易にダメージを受けます[346]。鉄とプーファの摂取は要注意です。

現代医学のガン治療にも留意しないといけません。放射線では著明に胸腺の上皮細胞のみならず、間質までダメージを受けます[347]。サイクロフォスファマイド

（cyclophosphamide）などの抗ガン剤も胸腺を死滅させることが報告されています[348]。自分の細胞であるガン細胞を死滅させる細胞毒性を持つものが抗ガン剤ですから、胸腺もそのターゲットになるのは当然です。

食事に関しては、プーファ、大豆、鉄の他に加工食品にも留意してください。乳製品やホワイトチョコレートなどの着色料として使用されている二酸化チタン（TiO2, Titanium dioxide）は、胸腺細胞を死滅させることが報告されています[349]。

前述したＤＨＥＡと同じく保護ステロイドであるプロゲステロン（一般に妊娠ホルモンといわれている）は、コルチゾールやエストロゲンによって破壊された胸腺を回復させます[350]。動物実験およびヒトのデータでは亜鉛やビタミンＥは胸腺の委縮を止めることが報告されています[351]。

そして形態形成維持に重要な胸腺-甲状腺-脳下垂体・視床下部-松果体の上部チャクラ軸（axis）を同時に活性化できるのは可視光線・近赤外線領域のライトです[352]。

紫外線が弱い早朝や夕方の太陽を見つめる（sun gazing）ことによって、このチャクラ軸が活性化します。早朝にアーシング（earthing, グラウンディング〈grounding〉ともいう。裸足で土に接地すること）しながら太陽を見つめるだけで、現代人の詰まっているチャクラのフローを流してくれるでしょう。

そして過呼吸は生命場を乱す要因になりますので、体の中心軸にあるチャクラを意識して、ゆっくりと呼吸を整えること（呼吸回数をゆっくりにしておとしていく）。私たちの日常はストレスの連続です。そのストレスを受けたときにいつもニュートラルに戻り、チャクラを意識しながら呼吸を落ち着けること。呼吸とチャクラの流れを連動させるイメージがよいです。ゆっくり吸った空気が下部のチャクラから上部（あるいは上部から下部）へ抜けていくイメージでゆっくり呼吸していきましょう。これができると呼吸さえも意識しない最適な状態へ入っていきます。

生命場を健やかに維持するためには、自律神経は交感・副交感のいずれに傾いてもいけません。世間では副交感神経刺激がリラックスという誤った認識が流布しています。本当のリラックスはどちらにも傾かずにニュートラルな状態にあるときです。常にチャクラの通っている中心軸に戻るイメージを持ちましょう。人間はサイコパス（思考と感情が切り離されている）でない限り、必ず感情が動揺する出来事に出くわし、思考・精神も乱れます。何か動揺することが起きたときには必ずニュートラルに戻ることです。

9　糖のエネルギー代謝が形態形成維持（生命場）を決定する

マクロファージでも、炎症性で抗ガン作用のあるＭ１型を維持するのは、その反対の作用（抗炎症、ガン促進）をするＭ２型を維持するよりも多大なエネルギーを必要とします[353]。当然、加齢とともにエネルギー代謝が低下してくるとマクロファージもＭ２型が優位になってくるので、ガンが形成されやすくなります。一方で、加齢にともなってエネルギー代謝が低下することのない場合は、ガンが形成されることはありません。

糖のエネルギー代謝を回すマスターホルモンは甲状腺ホルモンです。甲状腺ホルモンは骨髄での免疫細胞の産生を促します[354]。甲状腺ホルモンを切除したオタマジャクシ（tadpole）の興味深い実験があります。甲状腺がなくなったオタマジャクシはどうなるのでしょうか？このオタマジャクシはいつまでもカエルに変態することなく、サイズだけ大きくなったのです[355]。つまり、甲状腺ホルモンがないと食作用でしっぽをアポトーシスさせることができなくなったということです。このことからも、甲状腺ホルモンは

［図50］甲状腺を切除したジャンボ・オタマジャクシ

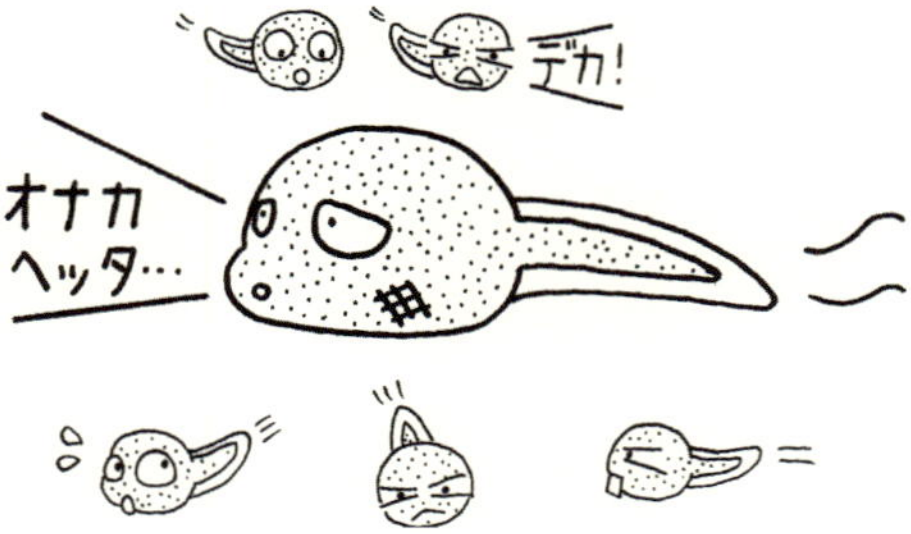

オタマジャクシの甲状腺を切除するとカエルに変態できずに、そのまま大きくなる（ジャンボ・オタマジャクシ）。変態・形態形成維持にはエネルギー（甲状腺ホルモンと糖）が必要であることの証左である。

食作用を高めて形態形成維持に重要な働きをしていることが分かります[356]。

また甲状腺ホルモンは、細胞内ゴミ掃除のオートファジーあるいはダメージを受けたミトコンドリアを処理するマイトファジー（mitophagy）を促進して、形態形成維持に寄与します。これによってミトコンドリアの機能が高まることが報告されています[357]。甲状腺機能低下症では様々な感染症に罹りやすくなります[358]。また、炎症の場では活性型甲状腺ホルモン（T３）の濃度が下がっています[359]。マウスの実験では、活性型甲状腺ホルモン（T３）はエンドトキシンショックから守ってくれることが分かっています[360]。

甲状腺が機能して初めて炎症がコントロールできます。甲状腺ホルモンはコルチゾールなどのストレスホルモンの影響を低下させてくれますので、精神的ストレス（前述したダンプス化）による炎症にも有効です。

以上のようにエネルギー代謝を中心に据えて多面的にアプローチすることによって、エントロピーを最小限に抑えることが免疫疾患の根本治療であるだけでなく、形態形成維持に不可欠なのです。環境の変化に適応する形態形成維持こそは生命の進化の本質です。

Jul-Aug;91 (4) : 942-51、Photomed Laser Surg. 2014 Aug;32 (8) : 444-9、Mol Neurobiol. 2018 Jan 11、J Opt. 2017 Jan;19 (1) : 013003、Vopr Kurortol Fizioter Lech Fiz Kult. 1997 May-Jun; (3) : 3-8、Biol Lett. 2015 Mar;11 (3). pii: 20150073、J Photochem Photobiol B. 2013 Jun 5;123:13-22、Lasers Med Sci. 2015 Jan;30 (1) : 339-46、Sci Transl Med. 2014 May 28;6 (238) : 238ra69、Lasers Surg Med. 2005 Mar;36 (3) : 171-85、J Neurosci. 2008 Dec 10;28 (50) : 13511-21、PLoS One. 2012;7 (1) : e30655、Invest Ophthalmol Vis Sci. 2013 May 1;54 (5) : 3681-90、Arthritis Res Ther. 2013;15 (5) : R116、BMC Psychiatry. 2013 Mar 5;13:75

[353] Front Immunol. 2017 Mar 15;8:289

[354] Blood. 2017 Nov 16;130 (20) : 2161-2170

[355] J Embryol Exp Morphol. 1971 Jun;25 (3) : 331-8

[356] Glia. 2015 May;63 (5) : 906-20

[357] Endocrinology. 2016 Jan;157 (1) : 23-38、Autophagy. 2015;11 (8) : 1341-57

[358] Am J Infect Control. 2015 Oct 1;43 (10) : 1035-9、J Arthroplasty. 2016 Apr;31 (4) : 868-71、Semin Perinatol. 2008 Dec;32 (6) : 413-8、Environ Toxicol Pharmacol. 2008 Jan;25 (1) : 69-74

[359] J Am Soc Nephrol. 2005 Sep;16 (9) : 2789-95

[360] Am J Pathol. 2014 Jan;184 (1) : 230-47

[328] Birth Defects Res C Embryo Today. 2012 Sep;96 (3) : 237-47、Plast Reconstr Surg. 2010 Oct;126 (4) : 1172–1180
[329] Sci Rep. 2017;7: 11977
[330] Lipids Health Dis. 2010;9: 82
[331] Oxid Med Cell Longev. 2017;2017: 3831972
[332] Arthritis Rheum 2008;59:1241–8、Arthritis Rheum 1999;42:1219–27、N Engl J Med 1998;339:285-91、Semin Immunopathol 2007;29:185–91
[333] JAMA. 2010 Apr 21;303 (15) : 1517-25、Horm Behav 2012;62:263–71、Am J Epidemiol 1991;133:392–401
[334] Immunology 2007;121:207–15、J Clin Immunol 2012;32:300–11、J Exp Med 1993;178:1507–15、Biol Reprod 2014;91:1–11、Scand J Immunol 1980;11:321–5
[335] Int J Clin Exp Pathol 2014;7:123-33
[336] Fertil Steril. 2018 Feb 1. pii: S0015-0282 (17) 32171-4
[337] J Autoimmun 2012 ; 38 : J266–74、Front Immunol 2014 ; 5 : 6、J Clin Endocrinol Metab 2013;98:4382-90、Am J Reprod Immunol 1991;25:28–34、PLoS One 2014;9:e108578、Fertil Steril 2016;106:284–90
[338] N Engl J Med 2016;374:894、N Engl J Med 2015;373:2141-8、Hypertension 2015;65:225-31、Am J Obstet Gynecol 2016;214:376 e1-8
[339] Scand J Immunol. 2018 Jan;87 (1) : 4-14、Immunol Rev. 2016 May;271 (1) : 56-71
[340] Endocrinology. 2018 Jan 1;159 (1) : 400-413
[341] Nutr Rev. 2017 Nov 1;75 (11) : 909-919
[342] Int J Mol Med. 2009 Aug;24 (2) : 253-60、Carcinogenesis. 2010 Mar;31 (3) : 382-7、Clin Cancer Res. 2015 Apr 15;21 (8) : 1877-8、J Nutr Biochem. 2011 Jun;22 (6) : 522-6
[343] Int J Immunopharmacol. 1992 May;14 (4) : 541-53
[344] Endocrinology. 1997 Mar;138 (3) : 863-70
[345] Proc Natl Acad Sci U S A. 2002 May 28;99 (11) :7616–7621、Toxicol Sci. 2005 Sep;87 (1) : 97-112
[346] Cell Rep. 2015 Aug 18;12 (7) : 1071-9
[347] Clin Transl Sci. 2009 Aug;2 (4) : 279-85、Immunity. 2001 Aug;15 (2) : 261-73、Clin Exp Immunol. 2015 Jan;179 (1) : 30-8
[348] AJR Am J Roentgenol 1987;149:269-72、Acta Radiol 1989;30:263-7
[349] Environ Toxicol. 2017 Oct;32 (10) : 2234-2243
[350] Int J Immunopharmacol. 2000 Nov;22 (11) : 955-65、Immunobiology. 2014 Feb;219 (2) : 118-30、J Exp Zool A Comp Exp Biol. 2006 May 1;305 (5) : 396-409
[351] Int J Immunopharmacol 1995;17:703-18、Cell Mol Biol (Noisy-le-grand) 2012;58Suppl:OL1671-9、Nutr Res. 1996;16:369–79
[352] Lasers Med Sci. 2013 May;28 (3) : 743-53、Photochem Photobiol. 2015

第5章

[299] Eur J Immunol 2007;37:2400–4

[300] Lancet 1968;2:573、N Engl J Med 2002;347:911–20、Clin Exp Immunol 2010;160:1–9

[301] Sci Rep 2016;6:24072

[302] Clin Vaccine Immunol 2006;13:975–80

[303] Nature 2012;491:183–5

[304] Neuron. 2009 Oct 15;64 (1):33-9

[305] Science. 1995 Oct 13;270 (5234):283-6

[306] Nat Rev Immunol. 2008 Dec;8 (12):958-69、Am J Pathol. 2007 Jul;171 (1):2-8

[307] J Biol Chem. 2011 Nov 4;286 (44):38703-13

[308] Int Immunopharmacol . 2013;17:489-494

[309] Cell. 2007 Sep 7;130 (5):918-31

[310] J Immunol. 2001 Jun 1;166 (11):6952-63、Crit Care Med. 1999 Jul;27 (7):1230-51、J Immunol. 1994 May 15;152 (10):5014-21

[311] Cell Mol Immunol. 2011 May;8 (3):199-202

[312] Stem Cells Dev 2012;21:1441-8、Eur J Immunol2015;45:396-406

[313] Clin Sci (Lond). 1982 Feb;62 (2):215-20

[314] Br J Cancer. 2009 Jan 13;100 (1):200–205、Rheumatology (Oxford). 2007 Apr;46 (4):690-4

[315] J Lipid Res. 2012 Oct;53 (10):2069–2080、Nature. 2011 Oct 5;478 (7367):76-81、Food Funct. 2016 Feb;7 (2):1176-87、J Lipid Res. 2004 Apr;45 (4):626-3、Nature. 2011 Oct 5;478 (7367):76-81

[316] Food Funct. 2016 Aug 10;7 (8):3480-7.

[317] Sci Rep. 2018 Jan 31;8 (1):1952

[318] Biophys J. 2015 Sep 15;109 (6):1282-94

[319] Biochem J. 1990 Jan 1;265 (1):79–85

[320] J Biol Chem. 2018 Jan 12;293 (2):466-483

[321] J Biol Chem. 2018 Jan 12;293 (2):466-483

[322] J Lipid Res. 2008 Oct;49 (10):2089–2100、Free Radic Biol Med. 2016 Jan;90:158-72、J Clin Med. 2016 Jan 26;5 (2). pii: E15

[323] Exp Eye Res 2010 Feb;90 (2):261-6、Exp Eye Res 2010 Mar;90 (3):465-71

[324] Nat Commun. 2015 Mar 4;6:6228

[325] Invest Ophthalmol Vis Sci. 2007 Mar;48 (3):1342-7

[326] Proc Natl Acad Sci U S A. 2002 Mar 19;99 (6):3842-7

[327] Autophagy. 2014;10 (11):1989-2005、Exp Eye Res 2012;94:63-70、Invest Ophthalmol Vis Sci 2012;53:6729-37、Invest Ophthalmol Vis Sci. 2003 Aug;44 (8):3663-8、FEBS Lett. 2002 Sep 25;528 (1-3):217-21

[272] Transl Cancer Res. 2013 Oct 1;2 (5) :442-448
[273] Proc Natl Acad Sci U S A. 2016 Apr 5;113 (14) : 3844-9、Nature. 2015 Jan 8;517 (7533) : 209-13
[274] J Exp Med. 2018 Jan 2;215 (1) : 115-140
[275] Proc Natl Acad Sci U S A. 2012 Dec 11;109 (50) : 20578-8、Proc Natl Acad Sci U S A. 2013 Oct 8;110 (41) : 16574-9
[276] J Neurosci. 2015 Jan 7;35 (1) : 316-24
[277] J Neuroimmunol. 2013 Jul 15;260 (1-2) : 55-9
[278] Front Hum Neurosci. 2017 Jun 20;11:316
[279] Immunol Rev. 2011 Sep;243 (1) : 136-51、Nature. 2011 Jan 13;469 (7329) : 221-5、Clin Exp Rheumatol. 2016 Jul-Aug;34 (4 Suppl 98) : 12-6、PLoS One. 2013 Jun 28;8 (6) : e67263
[280] Cell. 2016 May 5;165 (4) : 792-800
[281] J Cell Sci. 2017 Dec 1;130 (23) : 3955-3963、Proc Natl Acad Sci U S A. 2017 Feb 7;114 (6) : E961-E969
[282] Front Immunol. 2017;8:1168、Korean J Physiol Pharmacol. 2018 Jan;22 (1) : 1-15
[283] Nature. 2016 Nov 24;539 (7630) : 565-569
[284] Trends Mol Med. 2018 Feb 9. pii: S1471-4914 (18) 30004-2
[285] J Leukoc Biol. 2017 Oct;102 (4) : 977-988、Exp Gerontol. 2017 Aug 16. pii: S0531-5565 (17) 30483-7
[286] Proc Natl Acad Sci U S A. 2012 Oct 23;109 (43) : 17537-42
[287] Front Immunol. 2017 Aug 15;8:982
[288] Clin Exp Immunol. 2017 Jan;187 (1) : 4-5
[289] Ann Am Thorac Soc. 2016 Dec;13 (Supplement_5) : S422-S428
[290] Nat Med. 2012 Oct;18 (10) : 1518-24.
[291] Front Immunol. 2017 Jul 17;8:784、Curr Opin Immunol. 2014 Aug;29:38-42、PLoS One. 2013;8 (12) : e82967
[292] N Engl J Med. 2015 May 28;372 (22) : 2087-96
[293] Clin Exp Immunol. 2017 Jan;187 (1) : 53-63、J Geriatr Oncol. 2017 May;8 (3) : 229-235、Eur J Cancer. 2017 Sep;82:155-166
[294] Genes (Basel) . 2018 Jan;9 (1) :39
[295] J Am Geriatr Soc. 2010 Jun;58 (6) : 1043-9、Stroke. 2013 Jan;44 (1) : 9-14、J Am Geriatr Soc. 2008 Nov;56 (11) : 2089-92、J Am Geriatr Soc. 2004 Feb;52 (2) : 274-7、Am Heart J. 1991 Jan;121 (1 Pt 2) : 293-8
[296] Nat Immunol. 2018 Jan;19 (1) : 10-19、Semin Immunol. 2012 Oct;24 (5) : 309-20、J Immunol. 1999 Mar 15;162 (6) : 3342-9、J Immunol. 1997 Feb 15;158 (4) : 1598-609
[297] Front Immunol. 2017;8:1960
[298] Theor Biol Med Model. 2010;7: 32、PLoS Comput Biol. 2015 Mar;11 (3) : e1004055

[243] Front Physiol. 2016;7: 64
[244] Allergy. 2012 Jul;67 (7) : 911-9、J Lipid Res. 2016 Sep;57 (9) : 1659-69
[245] Nat Rev Cancer. 2006 Jan;6 (1) : 24-3
[246] Front Immunol. 2017 Nov 1;8:1400
[247] Chem Biol. 2013 Feb 21 ; 20 (2) : 188-201、Mol Aspects Med. 2017 Dec;58:12-20、Sci Rep. 2016 Jan 8;6:18972
[248] Front Immunol. 2016;7:366、Proc Natl Acad Sci U S A. 2015 Mar 3;112 (9) : 2817-22、J Cell Biol. 2010 Nov 1;191 (3) : 677-91
[249] Front Immunol. 2016 Jul 8;7:269
[250] Autoimmunity. 2012 Dec;45 (8) : 593-6、J Cell Biol. 2010 Nov 1;191 (3) : 677-91、J Innate Immun. 2009;1 (3) : 194-201、Proc Natl Acad Sci U S A. 2010 May 25;107 (21) : 9813-8
[251] J Biomed Biotechnol. 2010;2010:948364
[252] Rheumatology (Oxford) . 2015 Nov;54 (11) : 2085-94
[253] Sci Transl Med. 2013 Mar 27;5 (178) : 178ra40、Arthritis Rheum. 2012 Apr;64 (4) : 982-92.
[254] Nat Med. 2015 Jul;21 (7) : 815-9
[255] J Biol Chem. 2014 Dec 19;289 (51) :35237–35245、Int Rev Immunol. 2017 Sep 3;36 (5) : 259-27
[256] Immunity. 2010 Mar 26 ; 32 (3) : 305-15、Curr Med Chem. 2010 ; 17 (12) : 1156-66、Mediators Inflamm. 2010;2010: 581837
[257] Annu Rev Immunol 1994;12:991–1045、Science 2002;296 (5566) : 301–305
[258] Science. 2002 Apr 12;296 (5566) : 298-300
[259] J Infect Dis. 1976 Jun;133 (6) : 696-704
[260] Travel Med Infect Dis. 2013 Jul-Aug;11 (4) : 231-7
[261] Infect Immun 1989;57:2872e7、Infect Immun 1986;54:500e6、Infect Immun 1992;60:1568e76、Infect Immun 1989;57:3708e14
[262] J Exp Med 1992;175:1207e12、Blood. 2002 Nov 1;100 (9) : 3233-9
[263] Virulence. 2015 Aug-Sep;6 (6) :566–580
[264] J Antibiot (Tokyo) . 2015 Aug;68 (8) : 485-90
[265] Arch Immunol Ther Exp (Warsz) . 2016 Apr;64 (2) : 111-26、Mech Ageing Dev. 2017 Jul;165 (Pt B) : 129-138
[266] Trends Endocrinol Metab. 2017 Mar;28 (3) : 199-212
[267] J Allergy Clin Immunol. 2010 May;125 (5) : 985-92、Immunol Rev. 2012 Sep;249 (1) :158–175
[268] Nat Immunol. 2004 Oct;5 (10) : 987-95.
[269] Nat Immunol. 2001 Nov;2 (11) : 1010-7
[270] PLoS One. 2014 Aug 21 ; 9 (8) : e105636、Oxid Med Cell Longev. 2013;2013:148725、J Immunol. 2011 Mar 1;186 (5) : 2772-9
[271] Immunity. 2016 Aug 16;45 (2) : 389-401、Nat Rev Cancer. 2012 Dec;12 (12) : 860-75、Annu Rev Immunol. 2015;33:445-74

[219] Gynecol Oncol. 2016 Nov;143 (2):393–397
[220] Cell Commun Signal. 2017 Jan 5;15 (1):1
[221] Immunity. 2007 Oct;27 (4):670-84
[222] Immunology. 2011 Mar;132 (3):421–431
[223] Nat Immunol. 2012 Sep;13 (9):832-42、Oncol Lett. 2013 Aug;6 (2):490-494
[224] J Exp Med. 2010 Sep 27;207 (10):2187-94、Clin Immunol. 2012 Mar;142 (3):296-307
[225] RMD Open. 2017;3 (1):e000412
[226] N Engl J Med. 2012 Jun 28;366 (26):2443-54、N Engl J Med. 2012 Jun 28;366 (26):2455-65
[227] Nat Rev Clin Oncol. 2016 Aug;13 (8):473-86、Cell Commun Signal. 2017 Jan 5;15 (1):1
[228] Trends Immunol. 2017 Feb;38 (2):77-78、N Engl J Med. 2016 Nov 3;375 (18):1749-1755
[229] Immunity. 2016 Jun 21;44 (6):1255-69
[230] Nature. 2017 Mar 9;543 (7644):190-191
[231] Cancer Immunol Res. 2018 Jan;6 (1):98-109
[232] Immunol Today 1996;17:471-475、Immune consequences of trauma, shock and sepsis:mechanisms and therapeutic approaches. In:The Role of the Wound in Posttraumatic Immune Dysfunction. Berlin:Springer-Verlag, 1989:1043-1049.
[233] J Neuroimmunol. 2003 Jan;134 (1-2):25-34
[234] Front Immunol. 2013;4: 130
[235] Nat Rev Immunol. 2015 Aug;15 (8):511–523
[236] Nat Med. 2009 Jun;15 (6):633-40、Proc Natl Acad Sci U S A. 2010 Jul 6;107 (27):12233-8、Proc Natl Acad Sci U S A. 2009 Apr 7;106 (14):5954-9、J Immunol. 2010 Sep 1;185 (5):3049-56、Prostaglandins Leukot Essent Fatty Acids. 2009 Apr;80 (4):195-200
[237] Lupus. 2011 Mar;20 (3):250-5、N Engl J Med. 2011;365:2110-2121
[238] J Allergy Clin Immunol. 2017 Oct;140 (4):1090-1100.e11、J Allergy Clin Immunol. 2015 May;135 (5):1358-66. e1-11、J Allergy Clin Immunol. 2014 Apr;133 (4):1142-8
[239] Exp Dermatol. 2014 Apr;23 (4):224-7
[240] Front Immunol. 2014;5:276、Nat Rev Immunol. 2015 Aug;15 (8):511–523
[241] Nat Rev Cancer. 2010 Mar;10 (3):181-93、Cancer Prev Res (Phila). 2009 Nov;2 (11):957-65、Gastroenterology. 2015 Dec;149 (7):1884-1895. e4、Semin Immunopathol. 2013 Mar;35 (2):123–137、Gut. 2006 Jan;55 (1):115–122
[242] PLoS Biol. 2016 Jan 7;14 (1):e1002336、J Allergy Clin Immunol. 2010 Nov;126 (5):1032-40, 1040. e1-4

[188] Acta Microbiol Immunol Hung. 2013 Jun;60 (2) : 77-91、Endocrinol Exp. 1975 Jan;9 (1) : 59-67
[189] Neuro Endocrinol Lett. 2004 Feb-Apr;25 (1-2) : 115-8
[190] Adv Gerontol. 2011;24 (1) : 38-42
[191] Acta Microbiol Immunol Hung. 2016 Jun;63 (2) : 139-58
[192] J Anat. 1941 Oct;76 (Pt 1) : 94-9
[193] JCI Insight 2016;1:e88787
[194] Curr Top Pathol. 1986;75:43-88
[195] Arch Histol Cytol. 1997 Mar;60 (1) : 65-78、J Endocrinol. 1987 Feb;112 (2) : 259-64
[196] Blood 2003;101:585-93
[197] PLoS Pathog. 2006 Jun;2 (6) : e62
[198] PLoS One. 2011 Mar 18;6 (3) : e1794
[199] Sci Rep 2017 ; 7 : 40793、Microb Pathog 2005 ; 39:189-96、Immunology 2013;138:307-21、Apoptosis 2007;12:1143-53
[200] Br J Nutr. 2007 Oct;98 Suppl 1:S11-6
[201] BMC Pediatr. 2017;17: 70
[202] Front Neuroendocrinol. 2014 Aug;35 (3) : 347-69
[203] J Immunol 2006;176:7371-8、Toxicology. 2001 May 28;163 (1) : 49-62、Immunol Invest. 2017 Apr;46 (3) : 305-313、J Immunol. 2006 Jun 15;176 (12) : 7371-8、Mol Endocrinol. 2008 Mar;22 (3) :636-648
[204] Ann N Y Acad Sci. 2018 Jan;1412 (1) : 21-32
[205] J Exp Med. 2014 Nov 17;211 (12) : 2341-9
[206] J Clin Endocrinol Metab 1996 Oct;81 (10) : 3639-43
[207] Front Immunol. 2017;8: 603
[208] Adv Exp Med Biol. 2016;930:25-49
[209] Immunol Today. 1998 Jan;19 (1) : 27-30
[210] Cell Death Differ. 2016 Jun;23 (6) :962–978、Immunol Rev. 2016 Jan;269 (1) :44–5
[211] Immunol Rev. 2017 May;277 (1) : 158-173
[212] Adv Exp Med Biol. 2016;930:25-49、Immunol Today 1997;18 (5) :240-244
[213] Cell Death Dis. 2013 Dec 12;4:e966.
[214] Cell Death Differ. 2015 Jan;22 (1) : 58-73
[215] Mol Cell. 2006 Apr 21;22 (2) : 245-57、Cell. 2014 May 22;157 (5) : 1013-22、Med Hypotheses. 2017 Apr;101:69-74、J Am Soc Nephrol. 2017 Jan;28 (1) : 218-229、Behav Brain Res. 2018 Apr 2;341:154-175
[216] Nat Rev Immunol. 2017 Apr;17 (4) : 262-275
[217] J Clin Invest. 2013 Nov;123 (11) : 4755-68、Int J Cancer. 2003 Jan 10;103 (2) : 205-11
[218] EMBO J. 1992 Nov;11 (11) : 3887-95

[167] Biol Bull 136, 33-42 (1969)
[168] Psychol Rep. 2006 Jun;98 (3):705-11、Anim Learn Behav 7, 417-423 (1979)、J R Soc Interface. 2009 May 6;6 (34):463-9
[169] Proc Biol Sci. 2016 Apr 27;283 (1829)
[170] Proc Natl Acad Sci U S A. 2014 Oct 7;111 (40):14448-53、Proc Natl Acad Sci U S A. 2012 Oct 23;109 (43):17490-4、J R Soc Interface. 2016 May;13 (118)、Phys Rev E Stat Nonlin Soft Matter Phys. 2009 Aug;80 (2 Pt 1):02192
[171] Biol Cybern. 1982;44 (2):121-8、Biol Cybern. 1981;39 (2):105-9、Biol Cybern. 1979 Mar 19;32 (3):125-38、J Biosci. 2009 Oct;34 (4):633-46
[172] Cell Biol Int. 2012 Oct 1;36 (10):951-9、Acta Microbiol Hung. 1990;37 (3):269-75、Acta Microbiol Hung. 1990;37 (3):277-80、Acta Microbiol Immunol Hung. 2012 Sep;59 (3):291-310
[173] Science. 2016 Apr 22;352 (6284):aaf1098
[174] Nat Immunol. 2003 Feb;4 (2):168-74、Semin Immunol. 2000 Oct;12 (5):421-8
[175] Trends Immunol. 2004 Nov;25 (11):595-600、Mol Cell Endocrinol. 2013 Nov 5;380 (1-2):89-98、Neuroimmunomodulation. 2011;18 (5):264-70、Immunology. 2006 May;118 (1):131-40、Exp Physiol. 2007 Sep;92 (5):813-7、Cell Mol Life Sci. 2007 Mar;64 (6):781-90、Cell Mol Life Sci. 2014 Aug;71 (16):2997-3025、Diabetes. 2002 May;51 (5):1383-90、Endocrine. 2005 Jul;27 (2):189-200、J Exp Med. 1994 Jun 1;179 (6):1835-46、Lancet. 1968 Sep 7;2 (7567):537-8
[176] J Immunol. 2008 Mar 1;180 (5):3183-9
[177] Acta Microbiol Immunol Hung. 2014 Sep;61 (3):241-60、Orv Hetil. 2011 May 15;152 (20):777-84
[178] Curr Pharm Des. 2014;20 (29):4690-6、Expert Opin Biol Ther. 2004 Apr;4 (4):559-73、Int J Immunopharmacol. 2000 Apr;22 (4):261-73、Surv Immunol Res. 1985;4 Suppl 1:1-10、Biochemistry. 1988 May 31;27 (11):4066-71、Crit Rev Immunol. 1999;19 (4):261-84、Isr J Med Sci. 1977 Apr;13 (4):363-70
[179] Cell Mol Biol (Noisy-le-grand) . 2001 Feb;47 (1):103-17
[180] Centr Eur J Immunol 36, 188-192 (2011)
[181] Acta Neurol (Napoli) . 1991 Oct;13 (5):457-66、Neuroimmunomodulation. 1999 Jan-Apr;6 (1-2):137-42
[182] Blood. 2004 Feb 1;103 (3):1020-5
[183] Trends Immunol. 2009 Jul;30 (7):374-81
[184] Proc Natl Acad Sci U S A. 2018 Feb 5. pii:201714478
[185] Cell Mol Immunol. 2011 May;8 (3):199–202)
[186] Neuroendocrinology. 1993 Sep;58 (3):338-43
[187] Cell Tissue Res 277, 1994

[133] Front Endocrinol (Lausanne). 2016;7: 150
[134] J Intern Med. 2014 Apr;275 (4): 398-408、Hum Vaccin Immunother. 2016 Nov;12 (11):2862–2871、Clin Rheumatol 2015;34:1225–1231
[135] J Autoimmun. 2011 Feb;36 (1): 4-8、Am J Reprod Immunol. 2013 Oct;70 (4): 309-16、J Investig Med High Impact Case Rep. 2014 Oct-Dec;2 (4): 2324709614556129
[136] Lancet 1962;279: 706-710、Nature 1962;193:151–154
[137] FASEB J 1998;12: 1255-1265、Peptides 2008;29: 1755-1766、Self Nonself 2010;1: 255-258、Lupus 2009;18: 1181-1185
[138] J Autoimmun. 2013 Dec;47:1-16
[139] ResearchGate 2009;8:65-76、Self Nonself 2010;1:328 –334
[140] Sci Transl Med 2015;7: 294ra105
[141] J Infect Dis2008;198:226-233
[142] Clin Dev Immunol 2005;12:217-224、Med Hypotheses 2005;65: 509–520
[143] Immunol Res 2017;65: 564-571、Curr Opin Rheumatol 2017;29:331-342
[144] Lancet Infect Dis. 2018 Jan 25. pii:S1473-3099 (18) 30063-X、Vaccines 2018, 6 (1), 7、Antivir Ther. 2018 Jan 4
[145] N Engl J Med. 2017 Oct 4
[146] Curr Issues Mol Biol. 2017;22:79-88、Aquaculture 284 (2008) 25–34
[147] Vaccine. 2010 May 21;28 (23): 3888-95
[148] J Transl Sci, 2017 Volume 3 (3): 1-12
[149] Mol Pharm. 2018 Feb 8. doi:10.1021/acs.molpharmaceut.7b00933
[150] Cancer Immunol Immunother. 2001 Oct;50 (8): 391-6
[151] Iowa Orthop J. 2006;26:154-158
[152] Ann Surg. 1891 Sep;14 (3): 199-220.
[153] Trans Am Surg Assn. 1894; (12): 183-212
[154] Cell Mol Life Sci. 1998 Dec;54 (12): 1291-8
[155] J Natl Cancer Inst. 1944; (4): 461-468)
[156] GE Port J Gastroenterol. 2015 Nov-Dec;22 (6):240–258
[157] PLoS One. 2014;9 (5):e97675
[158] Cancer Detect Prev. 1998;22 (4): 340-9
[159] Dis Model Mech. 2015 Apr;8 (4):385–391、J Exp Med. 2018 Jan 2;215 (1): 115-140、Ann Surg. 2009 May;249 (5): 727-34
[160] Nature. 1956 Dec 22;178 (4547): 1391-2
[161] Experimental Medicine. 1990;171 (4): 1333-1345
[162] Nat Rev Immunol. 2006;6:823-835
[163] Front Immunol. 2016;7:35、Lupus. 2010;19:1012-1019
[164] Immunity in Infective Diseases. Translated by Binnie F. Cambridge: Cambridge University Press, 1905' 543
[165] Acta Microbiol Immunol Hung. 2017 Jun 1;64 (2): 105-120
[166] Physiological Zoology Vol. 8, No. 3 (Jul., 1935), pp. 255-272

Jan 12;293 (2) : 466-483
[107] MBio. 2018 Feb 27;9 (1)、Front Microbiol. 2015;6:994、Adv Microb Physiol. 2016;68:87-138
[108] Immunity 2015, 43:1087-1100、Cell. 2018 Jan 11;172 (1-2) : 162-175.e14
[109] J Exp Med 1956, 103:225-246
[110] Infect Immun. 2014 Jan;82 (1) : 184–192、Int J Med Microbiol. 2016 Aug;306 (5) : 290-301
[111] Curr Opin Immunol. 2016 Aug;41:85-90、Expert Rev Vaccines 2013, 12:711-713、Expert Rev Vaccines. 2015 Jun;14 (6) : 861-76、Expert Rev Vaccines. 2013 Jul;12 (7) : 793-807、Vaccine. 2008 Feb 13;26 (7) : 899-906
[112] Proc Natl Acad Sci U S A. 2013 Dec 24;110 (52) :21095–21100、Proc Natl Acad Sci U S A. 2013 Dec 24;110 (52) :21095–21100、Cell Mol Life Sci. 2008 Oct;65 (20) :3231–3240
[113] Immunology. 2017 Aug;151 (4) : 451-463、Vaccine 2016;34:1444-51
[114] Proc Natl Acad Sci U S A. 2013 Dec 24;110 (52) : 21095–21100
[115] Cancer Res. 2017 Jan 1;77 (1) : 27-40、Gut. 2017 Aug;66 (8) : 1414-1427、Nature. 2015 Mar 5;519 (7541) : 92-6、SOJ Microbiol Infect Dis. 2016;4 (1) : 10
[116] Curr Opin Immunol. 2017 Aug;47:44-51
[117] Toxicol Appl Pharmacol 2004;194:169–79
[118] Toxicol Environ Chem. 2009 Jun;91 (3-4) : 735-749
[119] Journal of Trace Elements in Medicine and Biology Volume 46, March 2018, Pages 1-9、Int. J. Environ. Res. Public Health 2018, 15, 123
[120] Biol Trace Elem Res. 2015 Feb;163 (1-2) : 28-38
[121] Int J Environ Res Public Health. 2014 Sep;11 (9) :9156–9170、Brain Sci. 2016 Mar;6 (1) :9、Med Sci Monit. 2016 Dec 29;22:5196-5202.
[122] Sci Rep. 2017;7:12390
[123] Cell Death Dis. 2012 Jan 26;3:e261、Immunity. 2015 Sep 15;43 (3) : 451-62
[124] Biomolecules. 2014 Mar;4 (1) :252–267
[125] Wakefield AJ. Autism, inflammatory bowel disease, and MMR vaccine. Lancet 1998;351: 1356、Lancet. 1999 Sep 11;354 (9182) : 949-50.
[126] BMJ 2011;342
[127] J Immunol. 2017 Dec 1;199 (11) : 3739-3747
[128] Transfusion. 2005 Mar;45 (3) : 384-93
[129] Curr Pharm Des. 2011 Nov;17 (34) : 3805-14
[130] J Autoimmun. 2011 Feb;36 (1) : 4-8、IMAJ 2016 (18) : 571-572、Front Endocrinol (Lausanne). 2016;7: 150
[131] Immunol Res. 2017 Feb;65 (1) : 8-16
[132] Neth J Med. 2013 Dec;71 (10) : 534-40、Immunol Res. 2017 Feb;65 (1) : 8-16、Immunol Res. 2017 Feb;65 (1) : 120-128

(24):3185-99
[77] Mediators Inflamm. 2016;2016: 4375120
[78] Essays Biochem. 2007;43:17-27
[79] Respir Physiol Neurobiol. 2007 Sep 30;158 (2-3):143-50.
[80] J Intern Med. 2013 Feb;273 (2):156-65、Br J Cancer. 2012 Oct 9;107 (8):1207-12
[81] Int J Cancer. 2013 Sep 1;133 (5):1107-18
[82] Front Mol Neurosci. 2011;4:51、J Biol Chem. 2013 Jul 19;288 (29):21161-72
[83] J. Org. Chem. 2003;68:3749–3761
[84] J Immunol. 2010 May 1;184 (9): 5232–5241

第4章

[85] Med Hypotheses. 1997 Dec;49 (6):449-59
[86] Trends Cell Biol. 1995 Mar;5 (3):85-7
[87] Immunity. 2016 Mar 15;44 (3):463-475
[88] Cell. 2010 Jul 9;142 (1):24-38
[89] Nat Rev Immunol. 2007 Dec;7 (12):964-74
[90] Cell Death Differ. 2016 Jun;23 (6): 952-61、Trends Cell Biol. 2015 Nov;25 (11):639-50、J Exp Med. 2010 Aug 30;207 (9):1807-17
[91] Front Immunol. 2017;8: 1863
[92] Dev Dyn. 1992 Jan;193 (1):2-10、Am J Pathol. 2002 Jun;160 (6):2123–2133
[93] Nature. 2017 Aug 17;548 (7667):334-337
[94] Nat Immunol. 2015 September;16 (9):907–917
[95] Nat Immunol.2015;16:1014-1024、Nat Rev Immunol. 2013;13:722–73、Trends Cell Biol. 2016;26:6-16
[96] Cell Res. 2014 Jan;24 (1):24-41、Nature. 2011 Jan 20;469 (7330):323–335
[97] Free Radic Biol Med. 2018 Jan;114:40-51
[98] Immunol Rev. 2018 Jan;281 (1):62-73
[99] J Mol Biol. 2018 Jan 19;430 (2):174-192
[100] PLoS Biol. 2016 Aug;14 (8): e1002533
[101] Cytokine. 2010 Jan; 49 (1): 1-9、J Cell Mol Med. 2010 Nov; 14 (11):2592–2603
[102] Mol Microbiol. 2009 May;72 (4):947-63、Mol Microbiol. 2009 Nov;74 (3):594-608、J Bacteriol. 2009 Oct;191 (20):6340-4、MBio. 2014 May 6;5 (3):e01073-14
[103] Proc Natl Acad Sci U S A. 2014 Apr 1;111 (13):4976-81
[104] Clin Diagn Lab Immunol. 2002 Sep;9 (5):983-6、J Immunol. 2003 Mar 15;170 (6):3223-32
[105] Nat Immunol. 2013;14:480-488、J Biol Chem. 2007;282:2871-2879
[106] Biochim Biophys Acta. 1998 May 8;1380 (3):336-44、J Biol Chem. 2018

Sciences, San Rafael (CA), pp 3–6
[51] Virchov R (1863) Cellular pathology as based upon physiological and pathological histology. J. B. Lippincott, Philadelphia、Kosmos 56, 27-38, 2007
[52] N Engl J Med. 1986 Dec 25;315 (26):1650-9
[53] Br J Pharmacol. 1990 Dec;101 (4):896-900、Hepatology. 1993 Jul;18 (1):111-8、Ups J Med Sci. 2015 Aug;120 (3):135–143
[54] Proc Natl Acad Sci USA. 2001;98:2604–9、Cancer Cell. 2006 Aug;10 (2):159-70、Nature. 1999;399:601–5、Nature. 1999;399:597–601
[55] Endocrinology. 1998 Jan;139 (1):403-13.
[56] Annu Rev Immunol. 2014;32: 51–82
[57] Free Radic Biol Med. 2016 Aug;97:602-615
[58] Sci Rep. 2016;6: 30059、Cell Biochem Biophys. 2013;67 (3):819-28
[59] Lancet. 1964;1:514–517、Arch. Intern. Med. 1973;131:550–553、Arch. Dermatol. 1995;131:1207–1209
[60] J. Exp. Med. 2011;208:961–972
[61] Arthritis Res Ther. 2013;15 (1):R10、Menopause. 1994;1:79–82
[62] Br J Obstet Gynaecol. 1985 Mar;92 (3):256-9
[63] J. Immunol. 2006;177:6422–6432、J. Immunol. 2004;173:3599–3603
[64] Gastroenterology. 2009;137:1649–1660、J. Immunol. 2004;172:6011–6019、PLoS One. 2009;4:e6453、Int. Immunol. 2005;17:599–606、J. Invest. Dermatol. 2007;127:1947–1955
[65] Mol Cell Endocrinol. 2012 Oct 15;362 (1-2):19-28
[66] Front Immunol. 2017;8:108、Infect Immun. 2017 Sep 20;85 (10). pii: e00422-17
[67] Front Immunol. 2015;6: 635
[68] Am J Respir Crit Care Med. 2011 Jan 1;183 (1):8-14、J Allergy Clin Immunol. 2006 May;117 (5):1001-7
[69] Curr Opin Allergy Clin Immunol. 2013 Feb;13 (1):92–99、J Nutr Sci Vitaminol (Tokyo). 2010;56 (1):72-6
[70] Nat Med. 2004 Aug;10 (8):858-64、J Neuroimmunol. 2006 May;174 (1-2):63-73、Cancer Res. 2006 Jul 1;66 (13):6683-91
[71] Arthritis Res Tinducible nitric oxide synthaseher. 2009;11 (1):215
[72] Arthritis Res Ther. 2009;11 (2):R41
[73] Angiogenesis. 2014 Jan;17 (1):109-18、J Oncol. 2010;2010:201026、J Leukoc Biol. 1994 Mar;55 (3):410-22
[74] Neoplasia. 2014 Oct;16 (10):771-88、Proc Natl Acad Sci U S A. 2008 Feb 19;105 (7):2640-5
[75] Biochem J. 2008 Jun 15;412 (3):477-84、Arterioscler Thromb Vasc Biol. 2007 Apr;27 (4):755-61、J Exp Med. 2005 Jan 3;201 (1):105–115
[76] Anesthesiology. 2011 Feb;114 (2):239-42、Curr Pharm Des. 2005;11

(1)：24-33
[27] Cell. 2007 Sep 7；130 (5)：918–931、Signal Transduct Target Ther. 2017；2：17023
[28] J Immunol. 2012 Jan 1；188 (1)：21-8、J Immunol. 2015 Jun 1；194 (11)：5472-5487
[29] FASEB J. 2011 Dec；25 (12)：4326-37
[30] Am J Respir Crit Care Med. 2009 Aug 15；180 (4)：311-9、Annu Rev Physiol. 2017 Feb 10；79：567-592
[31] J Immunol. 2002 Dec 15；169 (12)：7063-70
[32] J Biol Chem. 1999 Nov 5；274 (45)：32048-54、Pediatr Res. 2008 Oct；64 (4)：393-8
[33] Nature. 2014 Jun 5；510 (7503)：92–101
[34] J Biol Chem. 2012 Jan 6；287 (2)：1168-77、Nat Commun. 2013；4：2209
[35] Immunity. 2008 Dec 19；29 (6)：912-21、Eur J Immunol. 2011 Aug；41 (8)：2397-403
[36] J Autoimmun 2013；41：46–9、J Clin Invest 2007；117：712–8、J Microbiol Methods. 2008 Dec；75 (3)：464-71、Protein J 2004；23：103–18、Eur J Immunol 2005；35：936–45、Immunology 1988；63：31–6
[37] Front Immunol 2015；6：212、J Leukoc Biol 2012；91：525–36、Nat Immunol 2006；7：1116–24
[38] J Immunol. 2009 Jun 15；182 (12)：7634-43、J Clin Invest. 2001 Oct；108 (7)：1061-70
[39] Ann N Y Acad Sci. 2013 May；1285：97-114、Eur J Immunol. 2009 Sep；39 (9)：2383-94
[40] Nat Rev Immunol. 2010 Apr；10 (4)：236-47、Springer Semin Immunopathol. 2005 Mar；26 (4)：347-62
[41] Science 1999；286：2156–9
[42] Cell 2010；140:619–30、Sci Rep 2013；3:2271、Springer Semin Immunopathol 2005；26：363–75
[43] J Immunol 2011；186：4967–72
[44] Sci Rep 2016；6：24072
[45] J Immunol 2009；183：1346–59、Discov Med 2009；8：151–6、Nat Immunol 2002；3：944–50
[46] Sci Rep 2016；6：24072、Rheumatology (Oxford) 2008；47：1144–50
[47] Atherosclerosis 2006；188：160–6、J Exp Med 2000；191：1253–8
[48] Clin Immunol 2012；142：390–8
[49] Ann N Y Acad Sci. 2012 Jul；1261：42-8

第3章

[50] Granger DN, Senchenkova E (2010) Historical perspectives. In: Inflammation and the microcirculation, Chapt. 2. Morgan & Claypool Life

References（参考文献）

第1章

[1] Eur J Cancer. 2016 Jun ; 60 : 190-209
[2] Case Rep Psychiatry. 2014;2014 : 868325
[3] Front Immunol. 2017;8 : 603
[4] Lancet Neurol. 2013 Feb;12 (2) : 157-65、Cureus. 2017 Jul;9(7) : e1425、J Neurosci. 2018 Feb 23. pii : 3377-17、Physiol Rev. 2017 Apr ;97 (2) : 839-887
[5] Neuropsychiatr Dis Treat. 2014 Sep 9;10:1693-705
[6] Lancet Neurol. 2013 Feb;12 (2) :157-65
[7] Ann Clin Transl Neurol. 2014 Nov;1 (11) : 921–925
[8] Hum Vaccin Immunother. 2014 Jul 1;10 (7) : 1969–1973、PLoS One. 2013;8 (10) : e77766
[9] Isr Med Assoc J. 2016 Jan;18 (1) : 54-5
[10] J Autoimmun. 2007 Aug;29 (1) : 1-9、American Autoimmune Related Disease Association. Autoimmune statistics. 2018 https://www.aarda.org/news-information/statistics/. Accessed 11 March 2018
[11] N Engl J Med. 2002 Jan 31;346 (5) : 321-7
[12] Br J Nutr. 2003 Oct;90 (4) : 777-86

第2章

[13] N Engl J Med. 2016 Nov 3;375 (18) : 1749-1755
[14] Science. 2016 Apr 22;352 (6284) : aaf109、Cell Host Microbe. 2011 May 19;9 (5) : 355-61、Nat Rev Immunol. 2016 Feb;16 (2) : 112-23
[15] Cell 2006. 124: 783–801、Sultan Qaboos Univ. Med. J. 2015. 15: e9–e21、Nat Rev Immunol. 2017 Apr;17 (4) : 262-275
[16] Mediators Inflamm. 2016;2016:4375120
[17] Altern Med Rev. 2003 Aug;8 (3) : 223-46
[18] Science. 2010 Feb 26;327 (5969) : 1098-102、J Biomed Biotechnol. 2011;2011:954602
[19] J Allergy Clin Immunol. 2013 May;131 (5) : 1276-87、Curr Opin Immunol. 2012 Jun;24 (3) : 297-302
[20] Annu Rev Immunol. 2014;32:51-82
[21] Cytokine. 2015 Jul;74 (1) :5–17
[22] J Transl Med. 2017;15: 36
[23] Nat Rev Immunol. 2017 Nov;17 (11) : 665-678
[24] Neuron 64, 93–109 (2009)、J. Neurosci. 22, 5516–5524 (2002)
[25] Immunity. 2006 Feb;24 (2) : 179-89
[26] Front Immunol. 2015 Oct 30;6:539、Cell Immunol. 2000 Oct 10;205

おわりに

免疫というシステムは、形態形成維持の一現象を取り上げたものにすぎません。そうすると形態形成維持の中心となる糖のエネルギー代謝が免疫システムの鍵になります。炎症や抗炎症、免疫促進（ワクチンなど）と免疫抑制と二分しているものも、形態形成維持という生命の中心システムにおいては「陰と陽の関係」にすぎず、コンテキスト（生命場）依存によって陰と陽が入れ替わります。二分法そのものが幻なのです。

形態形成維持の一部の免疫システムの、さらにその免疫システムの一部のある特定の物質やシグナルなどを修復する治療は、全体の形態形成維持にどのような影響を及ぼすのかは、人間の大脳皮質レベルでは解明できるものではありません。炎症が抗炎症になり、抗炎症が炎症になるのです。すべてはコンテキスト（生命場）依存です。

コンテキストを不完全であるにしてもコントロールできるのは自分しかありません。免疫システムという部分システムをいじくり回すアプローチではなく、自分の形態形成維持という生命の中心システムを回していくアプローチが遠回りに見えて一番近道なのです。これはいわば免疫版の「場の理論」といえるでしょう。形態形成維持が健やかに行われる「場」を整えるということです。

本編は新しい免疫の教科書として時の試練に耐えられる内容になったと確信しています。何度も読み直して体得していただければきっと、いろいろなみなさんのご経験が繋がっていくと思います。

近年、脂肪と炎症の関係や体内微生物と免疫など、食事、微生物が形態形成維持に及ぼす影響も注目され始めています。このことも本編では言及しなければなりませんでしたが、内容量が膨大になるため、今回はこの内容は割愛して続編で詳述していくことにいたしました。続編もご期待いただければ幸いです。

今回も私の家族、いつも活動を支えてくれているたくさんの方、イラスト家の石澤さん、および鉱脈社のスタッフの皆さまの多大なご支援を頂き、私の今までの結晶の一つを世に問う形にすることができました。ここに深い感謝の念を述べさせていただきます。

二〇一八年五月

著者略歴

﨑谷　博征（さきたに　ひろゆき）

総合医、脳神経外科専門医、医学博士、パレオ協会代表理事、日本ホリスティック療法協会理事。エネルギー量子医学会会長。

＊1968年 奈良県生まれ
＊奈良県立医科大学・大学院卒業
＊脳神経外科専門医、ガンの研究で医学博士取得。

国立大坂南病院、医真会八尾病院を経て、私立病院の副院長をつとめる。現在、ガン、難病、原因不明の慢性病を対象にした治療を確立し、根本治療指導に従事している。

生物学・人類学・考古学・物理学など学問の垣根を取り払い横断的に研究。「原始人食」（﨑谷式パレオダイエット）およびパレオライフスタイルを確立。「リーキーガット」「リーキースキン」「リーキーセル」「リーキーベッセル」「プーファ（PUFA）」「リポリシス」「健康の場（ヘルスィネス・フィールド）」「病気の場（シックネス・フィールド）」「ガンの場の理論」「形態形成維持」という概念を日本で初めて定着させた。パレオ協会を通じて栄養学およびライフスタイル改善の啓蒙を行っている。またエネルギー量子医学会を立ち上げ、最先端のサイエンスである量子、情報のレベルで生命現象を追求している。全国で医師・治療家および一般の方々を対象に講演・啓蒙活動を行っている。

＊著書に『患者見殺し医療改革のペテン』『グズな大脳思考デキる内臓思考』『医療ビジネスの闇』（共に韓国訳出版）、『原始人食で病気は治る』（台湾訳も出版）、『間違いだらけの食事健康法』、『この４つを食べなければ病気にならない』（中国語訳も出版）、『ガンの80%は予防できる』『プーファフリーであなたはよみがえる』『病はリポリシスから』『糖尿病は“砂糖”で治す』『ガンは安心させてあげなさい』
共著に『悪魔の思想辞典』。『日本のタブー（悪魔の思想辞典２）』がある。

健康常識パラダイムシフトシリーズ5

新・免疫革命

免疫の本態は《お掃除》にあり

二〇一八年七月十八日　初　版発行
二〇二三年三月十九日　十一刷発行

著　者　﨑谷博征©
発行者　川口敦己
発行所　鉱　脈　社
〒八八〇－八五五一
宮崎市田代町二六三番地
電話　〇九八五－二五－一七五八

印刷　有限会社　鉱　脈　社
製本　日宝綜合製本株式会社

著者既刊本

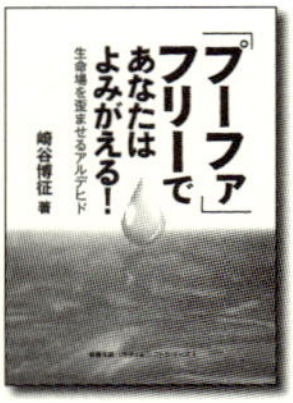

健康常識パラダイムシフトシリーズ1

「プーファ」フリーであなたはよみがえる！

生命場を歪ませるアルデヒド

四六判上製〔1600円＋税〕

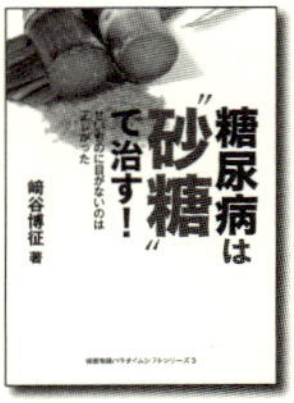

健康常識パラダイムシフトシリーズ3

糖尿病は〝砂糖〟で治す！

甘いものに目がないのは正しかった

四六判上製〔1800円＋税〕

パレオ協会

私たち人類は、とてつもない「生命力」が内蔵されています。

しかし、残念ながら現代社会ではこの「生命力」が完全に削がれています。

パレオ協会では、私たちに普遍的に内蔵されている「生命力」を引き出すことを目的としています。

人類が心身ともに健康であった狩猟採集時代の食事を含めたライフスタイル（パレオライフスタイル）を現代に復活させることで、「生命力」を引き出します。

食事（栄養学）、身体活動などを中心としたプログラムや慢性病・ガンの根本治癒についてのプログラムを提供しております。ご自分の健康を守る上で必須の知識（健康神話の真実シリーズ）をDVDにまとめておりますので、是非ご視聴ください。

また、協会ではニュースレターの定期的発行、セミナー、パレオアクティビティ（山登り、キャニオニングなど自然とのふれあい）などを通じて会員のみなさんの心身をフォローしております。この協会のコンテンツに今までの研究成果、叡智《えいち》を凝集させておりますので、ご参加いただければ幸いです。

一般社団法人パレオ協会ホームページ：http://paleo.or.jp/